科尔沁沙地蒙中药植物
资源与开发利用

包金花　著

吉林大学出版社
·长春·

图书在版编目(CIP)数据

科尔沁沙地蒙中药植物资源与开发利用 / 包金花著. — 长春:吉林大学出版社,2021.10

ISBN 978-7-5692-9317-3

Ⅰ.①科… Ⅱ.①包… Ⅲ.①沙漠－蒙医－药用植物－植物资源－研究－内蒙古 Ⅳ.①R291.2②S567.019.226

中国版本图书馆 CIP 数据核字(2021)第 220543 号

书　　名	科尔沁沙地蒙中药植物资源与开发利用	
	KEERQIN SHADI MENGZHONGYAO ZHIWU ZIYUAN YU KAIFA LIYONG	
作　　者	包金花　著	
策划编辑	李卓彦	
责任编辑	姜瑾秋	
责任校对	单海霞	
装帧设计	骏图工作室	
出版发行	吉林大学出版社	
社　　址	长春市人民大街 4059 号	
邮政编码	130021	
发行电话	0431-89580028/29/21	
网　　址	http://www.jlup.com.cn	
电子邮箱	jdcbs@jlu.edu.cn	
印　　刷	北京厚诚则铭印刷科技有限公司	
开　　本	787mm×1092mm　1/16	
印　　张	10.75	
字　　数	175 千字	
版　　次	2021 年 10 月　第 1 版	
印　　次	2024 年 1 月　第 2 次	
书　　号	ISBN 978-7-5692-9317-3	
定　　价	59.00 元	

前　言

　　科尔沁沙地位于东北平原向内蒙古高原的过渡带，是中国四大沙地中面积最大的一个。地理坐标为：42°41′～45°15′N，118°35′～123°30′E，属于温带半湿润半干旱气候特征。年平均气温 5.8～6.4℃，最冷月的平均温度为－12.6～－16.8℃，最热月的平均温度为 23.3～23.5℃，210℃有效积温为 3 000～3 200℃。年平均降水量 343～451 mm。沙地的主体处在西辽河下游的冲积平原，总面积 5.175 万 km²。科尔沁沙地位于蒙古植物区系、长白植物区系和华北植物区系的交汇处，因此植物种类很丰富。

　　为了进一步查清科尔沁沙地蒙中药用植物资源状况，笔者通过教学实习、科研及生产实践，采用野外调查、采访和记录及经对已有采集的标本鉴定，结合查阅有关文献等方法，对科尔沁沙地当地的民间蒙中药植物资源进行了调查统计和收集整理，整理出科尔沁沙地共有植物类中、蒙药材资源 108 科、241 属及 311 种（含变种、变型及亚种等种下单位），汇总编写了《科尔沁沙地中蒙药植物资源与开发利用》一书。本书上篇对科尔沁沙地药用资源植物汇编成名录，较为全面详细地介绍每种植物的别名、药材名、生态环境及分布、药用部位、性味和功效，下篇对该地区药用植物种类多的科菊、唇形科和毛茛科等三个大科资源中有利用价值和开发潜能大的植物种类进行了详细介绍，以期对该地区药用植物资源的合理利用、科学保护和开发提供参考。

　　本书由"内蒙古民族大学自治区科技储备项目（2018MDCB04）"和"内蒙古自治区高校中（蒙）药材生态种植工程研究中心（培育）"项目资助。由于作者水平有限、资料少缺，书中疏漏在所难免，敬请读者批评指正。

包金花

2021 年 6 月

编 写 说 明

1.本书共收录了科尔沁沙地分布的植物类中、蒙药资源物 311 种,隶属 108 科、241 属(含变种、变型及亚种等种下单位)。

2.被子植物科的排列按恩格勒系统排列。

3.物种植物名称及拉丁学名主要参照使用《中国植物志》等专著记载的名称。

4.每个资源物种下记载内容包括:别名、药材名、生态环境及分布、药用部位、性味和功效。

(1)【别名】中收载了植物的常用别名或当地别名。

(2)药材名称分别列出【中药名】和【蒙药名】。【中药名】一般以常用的药材名为主,主要参照现行版《中国药典》《中国中药资源志要》等;【蒙药名】指蒙药材蒙古文名的汉文音译名,主要参考《中华人民共和国卫生部药品准·蒙药》《蒙药标准》《中华本草·蒙药卷》《中国民族药辞典》《内蒙古高原药物图鉴》等,无记载的阙如。

(3)【生态环境及分布】指植物在野生状态下的生活环境,包括少数栽培种类,及分布情况。

(4)【药用部位】指药材使用的部位,包括中药、蒙药使用部位。

(5)【性味】指中药的性、味;并注明有毒或无毒。

(6)【功效】分别列出中药和蒙药的功能主治;主要参照《中国药典》《中国中药资源志要》《中华人民共和国卫生部药品标准·蒙药》《蒙药标准》《中国民族药辞典》《中华本草·蒙药卷》《中国民族药志》(简称《民族药志》)等资料。部分蒙药品种在不同的文献中记载的药用部位、功能主治有不同者,则分别列出主要的内容,并注明依据文献。

5.书末附上拉丁学名索引。

目　　录

下篇 科尔沁沙地具有开发潜力的蒙中药植物资源

上篇　科尔沁沙地蒙中药植物资源概况

第一章 蕨类植物资源名录

卷柏科

Selaginellaceae

➡ **卷柏** *Selaginella tamariscina* (**Beauv.**) Spring

【别名】还魂草、长生不死草。

【中药名】卷柏。

【蒙药名】麻特日音-好木苏。

【生态环境及分布】生于山坡岩面、峭壁石缝。中国多地有分布。蒙古国、俄罗斯的西伯利亚、朝鲜半岛、日本、印度和菲律宾也有分布。

【药用部位】全草入药。

【功效】中药：生用能活血，炒用能止血。主治经闭、崩漏、尿血、便血、脱肛。

蒙药：能利水、止血、凉血、主治产后热、尿闭、月经不调、创伤出血、鼻出血。

➡ **圆枝卷柏** *Selaginella sanguinolenta* (**L.**)

【别名】红枝卷柏。

【中药名】圆枝卷柏。

【蒙药名】乌兰-麻特日音-好木苏。

【生态环境及分布】生于山坡岩石上。见于兴安北部、兴安南部、岭东、科尔沁、阴山、贺兰山等地。

【药用部位】全草入药。

【性味】甘、微苦，平。

【功效】清热利湿，舒筋活血，止痢，止血。用于湿热黄疸，痢疾，肺痨咯血，风湿关节疼痛，烫火伤。外用适量研粉，菜油调敷，搽伤处。

➔ **中华卷柏** *Selaginella sinensis*（Desv.）

【别名】地柏枝、护山皮、黄牛皮。

【中药名】中华卷柏。

【蒙药名】囊给得-麻特日音-好木苏。

【生态环境及分布】多年生草本，中生。生于石质山坡。分布于中国黑龙江、吉林、山西、安徽、北京、河北、天津、河南、湖北、辽宁、宁夏、内蒙古、陕西、山东。

【药用部位】全草入药。

【性味】淡、微苦，凉。

【功效】药用，能凉血，止血，主治咯血、衄血、尿血。

木贼科

Equisetaceae

➔ **问荆** *Equisetum arvense* L.

【别名】土麻黄。

【中药名】问荆。

【蒙药名】那日存-额不苏。

【生长环境及分布】多年生草本，湿中生，生于草地、河边、沙地。分布于东北三省、内蒙古、北京、天津、河北、山西、陕西、宁夏、甘肃、青海、新疆、山东、江苏、上海、安徽、浙江、江西、福建、河南、湖北、四川、重庆、贵州、云南、西藏。

【药用部位】全草入药。

【性味】味苦，性凉。

【功效】药用，能清热、利尿、止血、止咯，主治小便不利、热淋、吐血胆、月经过多、咳嗽气喘。

➔ **木贼** *Equisetum hyemale* L.

【别名】锉草。

【中药名】木贼。

【蒙药名】西伯里。

【生长环境及分布】多年生草本，中生。生于林缘湿地、水沟边、湿草地。分布于中国东北、华北、内蒙古和长江流域各省。

【药用部位】全草入药。

【功效】散风热,退目翳止血,主治目赤肿痛、迎风流泪、角膜云翳、内痔便血。

➡ 斑纹木贼 *Equisetum variegatum* Schleich. ex F. Weber & D. M

【别名】兴安木贼

【中药名】斑纹木贼。

【蒙药名】兴安乃-西伯里。

【生长环境及分布】多年生草本。生于林下湿地。产于黑龙江、吉林、内蒙古、新疆、四川。日本、蒙古国、俄罗斯以及欧洲、北美洲有分布 。

【药用部位】全草入蒙药。

【性味】甘、微苦、无毒。

【功效】疏风清热,凉血止血,明目退翳。

阴地蕨科

Botrychiaceae

➡ 扇羽阴地蕨 *Botrychium lunaria* (L.) Sw.

【别名】扇叶阴地蕨。

【中药名】云南小阴地蕨。

【蒙药名】吉吉格-色古特日音-奥衣麻。

【生长环境及分布】生于草甸或山沟阴湿处及林下。河北、山西、陕西、河南,东北、四川西部、云南西北部及台湾高山。欧洲到亚洲西部、北部、喜马拉雅、北美洲,日本、澳大利亚、新西兰。

【药用部位】全草入药。

【性味】味辛,性凉。

【功效】能止血、止痢、消肿,主治子宫出血,痢疾便血、外伤出血、跌打损伤、痈肿。

➡ 劲直阴地蕨 *Botrychium strictum* Underw.

【别名】劲直蕨萁。

【中药名】抓地虎。

【蒙药名】宝苏嘎-色古特日音-奥衣麻。

【生长环境及分布】生于沟底林下阴湿处。分布于我国东北吉林、四川东北部、湖北西部。日本、朝鲜也有分布。

【药用部位】全草入药。

【性味】味甘,性寒。

【功效】清热解毒,可治蛇咬伤。

瓶尔小草科
Ophioglossaceae

➜ 狭叶瓶尔小草 *Ophioglossum thermale* Kom.

【别名】一支箭、温泉瓶尔小草。

【中药名】一支箭。

【蒙药名】那林-曹木音-奥衣麻。

【生长环境及分布】生于草甸。分布于中国东北,河北、陕西、四川、云南、江西及江苏。俄罗斯远东地区堪察加半岛、朝鲜及日本也有分布。

【药用部位】全草入药。

【性味】味甘,性寒。

【功效】主要用于治疗无名肿痛。

凤尾蕨科
Pteridaceae

➜ 蕨 *Pteridium aquilinum* (L.) Kuhn.

【别名】蕨菜。

【中药名】蕨。

【蒙药名】奥衣麻。

【生长环境及分布】生于山坡草丛间或林缘阳光充足处。分布于中国各地,但主要产于长江流域及以北地区,亚热带地区也有分布;也广布于世界其他热带及温带地区。

【药用部位】全株均入药。

【性味】淡、微涩,温。

【功效】驱风湿、利尿、解热,消肿、安神,主治发热、痢疾、黄疸、高血压、头昏失眠、风湿关节痛、白带。

中国蕨科

Sinopteridaceae

➡ **银粉背蕨** *Aleuritopteris argentea*（Gmél）Fée.

【别名】五角叶粉背蕨。

【中药名】银粉背蕨。

【蒙药名】孟棍-奥衣麻。

【生长环境及分布】生于石灰岩、石缝中。分布于尼泊尔、缅甸、印度北部、俄罗斯(西伯利亚)、蒙古国、朝鲜、日本和中国。在中国广泛分布于全国各省区,吉林、辽宁、内蒙古、河北、山东、山西、陕西、江西、浙江、台湾、云南等省区分布最多。

【药用部位】全草入药。

【性味】淡、微涩,温。

【功效】能活血通经、祛湿、止咳,主治月经不调、经闭腹痛、赤白带下、咳嗽、咯血。

➡ **无银粉背蕨** *Aleuritopteris argentea*（Gmél.）Fée var. *obscura*（Christ）Ching.

【别名】金牛草、铜丝草、五角叶粉背蕨。

【中药名】银粉背蕨。

【蒙药名】布图黑-孟棍-奥衣麻。

【生长环境及分布】生于阳坡石缝中。

【药用部位】全草入药。

【性味】味、苦、淡、微涩,性平。

【功效】中药:治月经不调,经闭腹痛,赤白带下,肺痨咳嗽,咯血。

蒙药:治骨折损伤,金伤,视力减退,目赤,肺痨,咳嗽,吐血。

裸子蕨科
Hemionitidaceae(Gymnogrammaceae)

➡ **耳羽金毛裸蕨 *Gymnopteris bipinnata* Christ var. *auriculata* (Franch.) Cing.**

【别名】耳形川西金毛裸蕨。

【中药名】败毒草。

【蒙药名】给力他嘎-嘎古日-奥衣麻。

【生长环境及分布】生于山坡石缝中。产自北京、河北、内蒙古、河南、湖北西部、陕西、甘肃、四川西部、云南、西藏。

【药用部位】全草入药。

【性味】苦,寒。

【功效】解毒、燥湿止痒。主治风毒疮痒、湿疹、带下。

蹄盖蕨科
Athyriaceae

➡ **短叶蹄盖蕨 *Athyrium brevifrons* Nakai.**

【别名】东北蹄盖蕨。

【中药名】短叶蹄盖蕨。

【蒙药名】宝古尼-奥衣麻金。

【生长环境及分布】生于林下及林缘。分布于东北、华北及陕西、四川等地。

【药用部位】全草入药。

【性味】微苦、涩,性凉。

【功效】驱杀蛔虫,收敛止血。

➡ **中华蹄盖蕨 *Athyrium sinensc* Rupr.**

【别名】狭叶蹄盖蕨。

【中药名】中华蹄盖蕨。

【蒙药名】囊给得-奥衣麻金。

【生长环境及分布】生于阴坡林下。分布于中国内蒙古、北京、河北、山西、陕西、宁夏、甘肃东南部、山东以及河南西部。

【药用部位】根茎及叶柄残基入药。

【性味】微苦,性凉。

【功效】清热解毒、凉血、杀虫,主治流行性感冒麻疹、流脑、子宫出血、蛔虫。

铁角蕨科
Aspleniaceae

➔ **过山蕨 *Camptosorus sibiricus* Rupr.**

【别名】马蹬草。

【中药名】过山蕨。

【蒙药名】阿古拉音-奥衣麻。

【生长环境及分布】生于林下及阴山坡岩石上。

【药用部位】全草入药。

【性味】味淡,性平。

【功效】活血化瘀,止血,解毒。常用于血栓闭塞性脉管炎,偏瘫,子宫出血,外伤出血,神经性皮炎,下肢溃疡。

➔ **虎尾铁角蕨 *Asplenium incisum* L.**

【别名】地柏枝、野柏树。

【中药名】虎尾铁角蕨。

【生长环境及分布】生于林下湿岩石上。

【药用部位】全草入药。

【性味】味淡,性凉。

【功效】清热,利湿,镇惊,解毒;治肺热咳嗽,吐血,急性黄疸型传染性肝炎,小儿急惊风,指头炎。

球子蕨科
Onocleaceae

→ **荚果蕨 *Matteuccia struthiopteris*（L.）Todaro**

【别名】黄瓜香、小叶贯众、野鸡膀子。

【中药名】荚果蕨。

【蒙药名】宝日查格图-奥衣麻。

【生长环境及分布】生于林下或灌丛中。

【药用部位】全草入药。

【性味】性微寒,味苦,有小毒。

【功效】中药:清热解毒,凉血止血,杀虫,治风热感冒,温热癍疹,疖腮,吐血,衄血,肠风便血,崩漏,蛔虫病,蛲虫病,绦虫病;预防流行性乙型脑炎,麻疹。

蒙药:清热,解毒,愈伤。治毒热,肉食中毒,视力减退。胃胀,呕吐,精神疲倦,头晕,狂犬病,流感,伤热。

岩蕨科
Woodsiaceae

→ **中岩蕨 *Woodsia intermedia* Tagawa.**

【别名】东亚岩蕨。

【中药名】中岩蕨。

【蒙药名】道木达却音-巴日阿格扎-奥衣麻。

【生长环境及分布】生于山坡石缝中。在中国分布于黑龙江、辽宁、吉林、河北、北京、内蒙古、山东、山西及河南。也分布于朝鲜及日本。

【药用部位】根茎入药。

【性味】味微苦,性平。

【功效】化瘀通络。主治伤筋。

→ **耳羽岩蕨 *Woodsia polystichoides* Eaton.**

【中药名】耳羽岩蕨。

【蒙药名】乌敦-巴日阿格扎-奥衣麻。

【生长环境及分布】生于林下石缝中。广泛分布于中国、日本、朝鲜及俄罗斯（远东地区）；在中国广泛分布于东北、华北、西北、西南、华中及华东（福建除外）。

【药用部位】根状茎入药。

【性味】性味辛，平。

【功效】舒筋活络，清热解毒。用于风湿热痹，筋骨疼痛，屈伸不利。

鳞毛蕨科
Dryopteridaceae

➔ **香鳞毛蕨** *Dryopteris fragrans* （L.）Schott.

【别名】香叶鳞毛蕨。

【中药名】香鳞毛蕨。

【蒙药名】额格混-海日苏特-奥衣麻。

【生长环境及分布】生于碎石坡地或石褶子上。分布于黑龙江、吉林、辽宁、河北、内蒙古、新疆等省区。俄罗斯（远东地区）、日本、朝鲜以至欧洲、北美也有分布。

【药用部位】全草入药。

【性味】辛、微苦，凉。

【功效】治疗各种皮肤病和关节炎，如牛皮癣、皮疹、皮炎、脚气和癣等。

水龙骨科
Polypodiaceae

➔ **有柄石韦** *Pyrrosia petiolosa*（Christ）Ching

【别名】石韦、小石韦、长柄石韦、石茶。

【中药名】有柄石韦。

【蒙药名】巴日古乐图-孟和-柴。

【生长环境及分布】生于阴坡岩石上或裸露干旱岩石上。分布于中国、朝鲜和俄罗斯；在中国分布于东北、华北、西北、西南和长江中下游各省区。

【药用部位】全草入药。

【性味】味苦、甘,性寒。

【功效】消炎利尿,清湿热。用于急、慢性肾炎,肾盂肾炎,膀胱炎,尿道炎,泌尿系结石,支气管哮喘,肺热咳嗽。

槐叶苹科
Salviniaceae

→ **槐叶苹 *Salvinia natans* (L.) A.**

【中药名】槐叶苹。

【蒙药名】乌敦-图如力格-奥衣麻。

【生长环境及分布】生于池塘中,喜温暖、光照充足的环境。分布于中国、日本、越南和印度及欧洲;在中国广泛分布于长江流域和华北、东北以及新疆等地。

【药用部位】全草入药。

【性味】味辛,性寒。

【功效】清热解毒,活血止痛。用于痈肿疔毒,瘀血肿痛,烧烫伤。

第二章　裸子植物资源名录

松科
Pinaceae

⊙ **油松** *Pinus tabuliformis* **Carr.**

【别名】短叶松、短叶马尾松、红皮松、东北黑松。

【中药名】油松。

【蒙药名】那日苏。

【生长环境及分布】生于海拔 100～2 600 m 地带,多组成单纯林。中国特有树种,产于吉林南部、辽宁、河北、河南、山东、山西、内蒙古、陕西、甘肃、宁夏、青海及四川等省区。

【药用部位】松节、松叶、松球、松花粉、松香入药。

【性味】味苦、甘,性温。

【功效】祛风燥湿,止痛。风寒湿痹,历节风痛;脚痹痿软;跌打伤痛。
蒙药:松节入药,味甘、苦,性温、燥、糙、腻。祛"巴达干赫依",燥寒性"希日乌素",消肿,止痛。松香:味甘、苦,性温。燥"希日乌素",止痛。

柏科
Cupressaceae

⊙ **侧柏** *Platycladus orientalis*（L.）Franco

【别名】香柏、柏树。

【中药名】侧柏。

【蒙药名】哈布他盖-阿日查。

【生长环境及分布】生于山坡或岩石裸露石崖缝中。为中国特产,除青海、新疆外,全国均有分布。

【药用部位】种子、叶入药。

【性味】味苦、涩,性寒。

【功效】种子入药为柏子仁,能滋补强壮、养心安神、润肠,主治神经衰弱、心悸、失眠、便秘。叶入药为侧柏叶,能凉血、止血、止咳,主治咯血、吐血、咳嗽痰中带血、尿血、便血、崩漏。

➔ 圆柏 *Sabina chinensis* (L.) Ant.

【别名】刺柏、柏树、桧、桧柏。

【中药名】圆柏。

【蒙药名】乌和日-阿日查。

【生长环境及分布】喜光树种,较耐阴。喜凉爽温暖气候,忌积水,耐寒、耐热,能生于酸性、中性及石灰质土壤上,对土壤的干旱及潮湿均有一定的抗性。但以在中性、深厚而排水良好处生长最佳。分布于中国东北南部及华北等地,北自内蒙古及沈阳以南,南至两广北部,东自滨海省份,西至四川、云南均有分布。朝鲜、日本也产。

【药用部位】树皮及叶入药。

【性味】味苦、辛,性温。

【功效】能祛风散寒、活血解毒,主治风寒感冒、风湿关节痛、荨麻疹、肿毒初起。叶入蒙药,功能主治同侧柏。

麻黄科
Ephedraceae

➔ 草麻黄 *Ephedra sinica* Stapf.

【别名】麻黄。

【中药名】麻黄。

【蒙药名】哲格日根讷。

【生长环境及分布】生于丘陵坡地、平原、沙地。产于辽宁、吉林、内蒙古、河北、山西、河南西北部及陕西等省区。蒙古国也有分布。

【药用部位】茎、根入药。

【性味】味辛、微苦,性温。

【功效】茎入药为麻黄,能发汗、散寒、平喘、利尿。主治风寒感冒、咳嗽、哮喘、支气管炎、水肿。根入药为麻黄根,能止汗,主治自汗、盗汗。

⊙ **木贼麻黄** *Ephedra equisetina* **Bge.**

【别名】山麻黄。

【中药名】麻黄。

【蒙药名】哈日-哲格日根讷。

【生长环境及分布】生于旱地区的山脊、山顶及岩壁等处。分布于中国河北、山西、内蒙古、陕西西部、甘肃及新疆等省区。蒙古国、俄罗斯也有分布。

【药用部位】茎入药。

【性味】辛、微苦,性温。

【功效】茎入药,也入蒙药,功能主治同草麻黄。

⊙ **中麻黄** *Ephedra intermedia* **Schrenk ex Mey.**

【中药名】麻黄。

【蒙药名】查干-哲格日根讷。

【生长环境及分布】小灌木生于海拔数百米至两千多米的干旱荒漠、沙滩地区及干旱的山坡或草地上。分布于辽宁、河北、山东、内蒙古、山西、陕西、甘肃、青海及新疆等省区,以西北各省区最为常见。阿富汗、伊朗和俄罗斯也有分布。

【药用部位】茎、根入药,草质茎入蒙药。

【性味】味辛、微苦,性温。

【功效】茎、根入药,也入蒙药,药用同草麻黄。

第三章　被子植物资源名录

金栗兰科
Chloranthaceae

➔ **银线草** *Chloranthus japonicus* Sieb.

【别名】四块瓦、四叶七。

【中药名】银线草。

【蒙药名】查干-曹布得力格-查黑日麻。

【生长环境及分布】生于山坡杂木林下或沟边草丛中阴湿处。分布于中国吉林、辽宁、河北、山西、山东、陕西、甘肃。朝鲜和日本也有分布。

【药用部位】全草入药。

【性味】味辛、苦,性温,有毒。

【功效】能祛湿散寒、活血止痛、散瘀解毒,主治风寒咳嗽、风湿痛、闭经,外用治跌打损伤,瘀血肿痛、毒蛇咬伤等。

杨柳科
Salicaceae

➔ **山杨** *Populus davidiana* Dode.

【别名】火杨、大叶杨、响杨、麻嘎勒。

【中药名】白杨树皮。

【蒙药名】阿吉拉音-奥力牙苏。

【生长环境及分布】生于山地阴坡或半阴坡。主要分布于中国黑龙江、内蒙古、吉林、华北、西北、华中及西南高山地区。

【药用部位】树皮入药。

【性味】味苦、辛,性平。

【功效】凉血解毒、清热止咳、驱虫等功效,能消寒热性肿症。外用治秃疮、疥癣、蛇咬伤等症。

➤ 小叶杨 *Populus simonii* Carr.

【别名】南京白杨、河南杨、明杨、青杨。

【中药名】小叶杨。

【蒙药名】宝日-毛都。

【生长环境及分布】多生长于溪河两侧的河滩沙地,沿溪沟可见。为中国原产树种。华北各地常见分布,以黄河中下游地区分布最为集中。中国东北、华北、华中、西北及西南各省区均产,以河南、陕西、山东、甘肃、山西、河北、辽宁等省最多。

【药用部位】树皮入药。

【性味】味苦,性寒。

【功效】祛风活血,清热利湿。风湿痹证,跌打损痛,肺热咳嗽,小便淋漓,口疮,牙痛,痢疾,脚气,蛔虫病。

➤ 乌柳 *Salix cheilophila* C.K. Schneid.var. *cheilophila*

【别名】沙柳、筐柳。

【中药名】乌柳。

【蒙药名】巴日嘎苏。

【生长环境及分布】生长在海拔 750～3 000 m 的山河沟边。也是荒山、荒坡、荒地造林的理想先锋树种。分布于中国河北、山西、陕西、宁夏、甘肃、青海、河南、四川、云南、西藏东部。

【药用部位】以侧根及须根入药。

【性味】味苦,性寒。

【功效】清热泻火,顺气。

➤ 旱柳 *Salix matsudana* Koidz.

【别名】河柳、羊角柳、白皮柳。

【中药名】旱柳。

【蒙药名】噢答。

【生长环境及分布】喜光,耐寒,湿地、旱地皆能生长,但以湿润而排水良好的土壤上生长最好。生长于东北、华北平原、西北黄土高原,西至甘肃、青海,南至淮河流域以及浙江、江苏,为平原地区常见树种。

【药用部位】以根、根须、皮、枝、种子入药。

【性味】味苦、性寒。

【功效】中药:清热除湿,消肿止痛。主治急性膀胱炎,小便不利,关节炎,黄水疮,疮毒,牙痛。

蒙药:敛诸扩散病症,能解毒,治水肿,能消寒热性肿症。

→ **鹿蹄柳 *Salix pyrolifolia* Ledeb.**

【别名】绿泥根。

【蒙药名】陶格来-巴日苏嘎。

【生长环境及分布】生于海拔 1 300～1 700 m 的山地河谷和林缘,有时上升至亚高山带,大兴安岭上升至森林冻土带。分布于中国黑龙江,内蒙古东部,新疆等地;蒙古国,俄罗斯至欧洲亦产。

【药用部位】叶、枝条、根及柳絮入药。

【性味】味苦,性寒。

【功效】具有清热、祛风、解毒、利湿、消肿、除痰、明目,安神催眠的功效。可治疗黄疸、咯血、吐血、便血及女子闭经等;也可治疗冠心病、上呼吸道感染、支气管炎、肺炎、膀胱炎、腮腺炎、咽喉炎等;捣烂外敷,可治疥癣顽疾,足跟疼痛,接骨,对风湿性、类风湿性关节炎也有明显疗效。

核桃科

Juglandaceae

→ **核桃楸 *Juglans mandshurica* Maxim.**

【别名】胡桃楸、楸子或山核桃。

【中药名】核桃楸。

【蒙药名】哲日力格-胡西格。

【生长环境及分布】喜欢凉干燥气候,耐寒,能耐－40℃严寒,不耐阴。分布于黑龙江、吉林、辽宁、河北和山西。朝鲜北部也有分布。

【药用部位】以树皮、种仁和青果入药。

【性味】种仁:味甘,性温。青果:味辛,性平,有毒。树皮:味苦,性辛、平。

【功效】种仁敛肺定喘,温肾润肠、止痛、清热解毒。用于体质虚弱,肺虚咳嗽,肾虚腰痛,便秘,遗精,阳痿,尿路结石,乳汁缺少;十二指肠溃疡,胃痛;神经性皮炎;细菌性痢疾、骨结核和麦粒肿等。

桦木科
Betulaceae

➔ 白桦 *Betula platyphlla* Suk.

【别名】粉桦、桦木和桦树皮。

【中药名】白桦。

【蒙药名】查干-虎斯。

【生长环境及分布】阳性树种,适应性强,喜酸性土,沼泽地、干燥阳坡及湿润阴坡都能生长。产于中国东北、华北,河南、陕西、宁夏、甘肃、青海、四川、云南以及西藏东南部。俄罗斯远东地区及东西伯利亚、蒙古国东部、朝鲜北部和日本也有。

【药用部位】树皮入药。

【性味】味苦,性寒。

【功效】能清热利湿,祛痰止咳,消肿解毒。主治肺炎、痢疾、腹泻、黄疸、肾炎、尿路感染、慢性支气管炎、牙周炎、急性乳腺炎、痒疹和烫伤。

➔ 榛 *Corylus heterophylla* Fisch.

【别名】榛子、平榛。

【中药名】榛子。

【蒙药名】西得。

【生长环境及分布】生于海拔200～1 000 m的山地阴坡灌丛中。分布于黑龙江、吉林、辽宁、河北、山西、陕西等地,土耳其、意大利、西班牙、美国、朝鲜、日本、俄罗斯东西伯利亚和远东地区、蒙古国东部也有分布。

【药用部位】果仁入药。

【性味】味甘,性平。

【功效】调中,开胃,明目,润肺止咳。主病后体弱;脾虚泄泻;食欲不振;咳嗽;消渴;盗汗;夜尿多等肺肾不足之症。

壳斗科
Fagaceae

→ **板栗 Castanea mollissima Blume.**

【别名】栗果、大栗、栗子和毛栗。

【中药名】刺栗子。

【生长环境及分布】生长于海拔 370～2 800 m 的地区,多见于山地,已由人工广泛栽培。北起辽宁、吉林,南至广东、广西均有分布,主要产区有河北、山东、河南、江苏、安徽、湖北、浙江、广西和贵州等省区。

【药用部位】种仁入药。

【性味】味甘,性温。

【功效】具有养胃健脾,补肾强筋,活血止血之功效;能防治高血压、冠心病、动脉硬化和骨质疏松等疾病,是抗衰老、延年益寿的滋补佳品。

→ **蒙古栎 Quercus mongolica Fisch ex Turez.**

【别名】柞树。

【蒙药名】查日苏。

【生长环境及分布】耐寒、耐干旱,喜生于土壤深厚排水良好的坡地。主要分布在中国东北、华北和西北各地,华中地区亦少量分布。在俄罗斯、日本、蒙古国及朝鲜半岛也有分布。

【药用部位】树皮、根皮和叶入药。

【性味】味微苦、涩,性平。

【功效】能清热解毒、利湿;主治肠炎腹泻、痢疾、黄疸和痔疮。

⊛ 辽东栎 *Quercus liaotungensis* Koidz.

【别名】橡子树、柴忽拉。

【中药名】辽东栎。

【蒙药名】沙嘎日格-查日苏。

【生长环境及分布】生长于海拔 600～2 500 m 的地区,多生长在阳坡及半阳坡。分布于朝鲜以及中国大陆的陕西、宁夏、黑龙江、河北、河南、吉林、青海、辽宁、山西、四川、甘肃、内蒙古和山东等地。

【药用部位】以果实、壳斗、树皮和根皮入药。

【性味】果:味苦,性微温。壳斗:味涩,性温。树皮及根皮:味苦,性平。

【功效】健脾止泻,收敛止血。主治脾虚腹泻,久痢,痔疮出血,脱肛便血,子宫出血,白带,恶疮,痈肿。

榆 科
Ulmaceae

⊛ 小叶朴 *Celtis bungeana* Blume.

【别名】朴树、黑弹树和黑弹朴。

【中药名】小叶朴。

【蒙药名】好特古日。

【生长环境及分布】多生长于海拔 150～2 300 m 的路旁、山坡、灌丛或林边。分布于中国和朝鲜;在中国分布于辽宁南部和西部、云南东南部和西藏东部,河北、山东、山西、内蒙古、甘肃、宁夏、青海、陕西、河南、安徽、江苏、浙江、湖南、江西、湖北和四川。

【药用部位】树皮、根皮入药。

【性味】味辛、微苦,性凉。

【功效】能止咳祛痰、平喘,主治慢性气管炎。

⊛ 刺榆 *Hemiptelea davidii*(Hance) Planch.

【别名】枢、莘、柘榆、梗榆、钉枝榆和刺梅。

【中药名】刺榆。

【蒙药名】散道特-海拉苏。

【生长环境及分布】生于山麓、路旁和村落附近。分布于中国吉林、辽宁、内蒙古、河北、山西、陕西、甘肃、山东、江苏、安徽、浙江、江西、河南、湖北、湖南和广西北部。

【药用部位】根皮、树皮或嫩叶入药。

【性味】味淡,性微寒。

【功效】具有利水消肿、解毒的功效。治疗水肿,疮疡肿毒。

➡ 家榆 *Ulmus pumila* L.

【别名】白榆、榆树、榆钱和春榆。

【中药名】榆树。

【蒙药名】海拉苏。

【生长环境及分布】喜光、耐旱及耐寒,常见于森林草原及草原地带的山地、沟谷及固定沙地。分布于中国东北、华北、西北及西南各省区,朝鲜、俄罗斯和蒙古国也有分布。

【药用部位】果实(榆钱)、树皮、叶、根入药。

【性味】榆钱:味微辛,性平。皮、叶:味甘,性平。

【功效】安神健脾。用于神经衰弱,失眠,食欲不振,带下等。

桑 科
Moraceae

➡ 大麻 *Cannabis sativa* Linn.

【别名】线麻、白麻、胡麻和野麻。

【中药名】火麻仁、大麻仁、麻勃和麻蕡。

【蒙药名】敖鲁苏。

【生长环境及分布】喜光作物,耐大气干旱而不耐土壤干旱,生长期间不耐涝,对土壤的要求比较严格,常以土层深厚、保水保肥力强且土质松软肥沃、含有机质、地下水位较低的地块为宜。原产不丹、印度和中亚,现各国均有野生或栽培。中国各地也有栽培或沦为野生,甘肃等地有种植,新疆常见野生。

【药用部位】果实、花、果壳、苞片和叶入药。

【性味】味甘、性平。

【功效】润肠,主治大便燥结、恶风和经闭。

→ **葎草** *Humulus scandens*（Lour.）Merr.

【别名】蛇割藤、割人藤、拉拉秧、拉拉藤、五爪龙、勒草和葛葎蔓。

【中药名】葎草。

【蒙药名】朱日给。

【生长环境及分布】常生于沟边、荒地、废墟和林缘边,适应能力非常强,适生幅度特别宽。中国除新疆、青海外,南北各省区均有分布。日本、越南也有分布。

【药用部位】全草入药。

【性味】味甘、苦,性寒。无毒。

【功效】清热解毒,利尿消肿。用于肺结核潮热,肠胃炎,痢疾,感冒发热,小便不利,肾盂肾炎,急性肾炎,膀胱炎,泌尿系结石;外用治痈疖肿毒,湿疹,毒蛇咬伤。

→ **桑** *Morus alba* L.

【别名】家桑、白桑。

【中药名】桑。

【蒙药名】衣拉马。

【生长环境及分布】喜温暖湿润气候,稍耐荫。原产于中国中部和北部,朝鲜、日本、蒙古国、中亚各国、俄罗斯、欧洲以及印度、越南等地亦均有栽培。

【入药部位】老茎、枝、皮、叶、果、寄生及桑虫亦可入药用。

【性味】味淡涩,性凉。

【功效】桑叶可疏散风热,清肺,明目。主治风热感冒,风温初起,发热头痛,汗出恶风,咳嗽胸痛;或肺燥干咳无痰,咽干口渴,风热及肝阳上扰,目赤肿痛。

→ **蒙桑** *Morus mongolica* Schneid.

【别名】刺叶桑、崖桑。

【蒙药名】蒙古栎-衣拉马。

【生长环境及分布】生于向阳山坡、沟谷或疏林中、山麓、丘陵和低地木材坚硬供制器具。分布于中国东北、华北、华中和西南地区。

【入药部位】果穗入药。

【性味】味甘、酸、甜,性凉。

【功效】果穗入药,能补肝益肾、养血生津,用于头晕、目眩、耳鸣、心悸、头发早白、血虚便秘。

荨麻科
Urticaceae

→ **蝎子草** *Girardinia suborbiculata* C.J.Che.

【别名】红藿毛草、火麻草。

【中药名】蝎子草。

【蒙药名】矛仁-哈拉盖。

【生长环境及分布】生于海拔 50～800 m 的林下或沟边阴处。分布于中国吉林、辽宁、河北和陕西,内蒙古东部及河南西部。朝鲜也有分布。

【入药部位】全草入药。

【性味】味辛、性温。有毒。

【功效】止痛,活血散瘀。主治风湿痹痛、蛇虫叮咬和跌打肿痛等症;治疗喉咙肿痛的作用。

→ **透茎冷水花** *Pilea pumilia* (L.) A.Gray.

【别名】水荨麻。

【中药名】透茎冷水花。

【蒙药名】讷布特日海-哈拉嘎海。

【生长环境及分布】生于海拔 400～2 200 m 山坡林下或岩石缝的阴湿处。除新疆、青海、台湾和海南外,分布遍及全国。俄罗斯西伯利亚、蒙古国、朝鲜、日本和北美温带地区广泛分布。

【药用部位】根、茎药用。

【性味】微淡,性凉。

【功效】有利尿解热和安胎之效。

⊙ **狭叶荨麻** *Urtica angustifolia* Fisch. ex Hornem.

【别名】蝎麻子、小荨麻和哈拉海。

【中药名】狭叶荨麻。

【蒙药名】奥存-哈拉盖。

【生长环境及分布】生于山地林缘、灌丛间、溪沟边和湿地,也见于山野阴湿处,水边沙丘灌丛间。分布于中国黑龙江、吉林、辽宁、内蒙古、山东、河北和山西。俄罗斯西伯利亚东部及蒙古国、朝鲜和日本也有分布。

【药用部位】全草入药。

【性味】苦、辛,温。有小毒。

【功效】能祛风、化瘀、解毒和温胃。主治风湿、胃寒、糖尿病、痞症、产后抽风、小儿惊风和荨麻疹,也能解虫蛇咬伤之毒等。嫩茎叶可作蔬菜食用。

⊙ **宽叶荨麻** *Urtica laetevirens* Maxim.

【别名】蝎麻。

【中文名】荨麻。

【蒙药名】乌日根-哈拉盖。

【生长环境及分布】生于山地、林下或沟边。分布于辽宁、内蒙古、山西、河北、山东、河南、陕西、甘肃、安徽(岳西)、四川、湖北、湖南、云南,青海东南部和西藏东南部。日本、朝鲜和俄罗斯东西伯利亚也有分布。

【药用部位】全草、根和种子入药。

【性味】味苦、辛,性温,有小毒。

【功效】祛风定惊,消食通便。用于风湿关节痛,产后抽风,小儿惊风,小儿麻痹后遗症,高血压,消化不良,大便不通;外用治荨麻疹初起,蛇咬伤。

檀香科
Santalaceae

⊙ **百蕊草** *Thesium chinense* Turczo.

【别名】珍珠草、百乳草、地石榴、小草、细须草和青龙草。

【中药名】百蕊草。

【蒙药名】麦令嘎日。

【生长环境及分布】生于荫蔽湿润或潮湿的小溪边、田野和草甸,也见于草甸和沙漠地带边缘、干草原与栎树林的石砾坡地上。广布于中国南、北各地。

【药用部位】全草入药。

【性味】味辛,微苦涩,性寒。

【功效】能清热解毒,补肾涩精。主治急性乳腺炎、肺炎、肺脓疡、扁桃体炎、上呼吸道感染、肾虚腰痛、头昏和遗精等症。

⊙ 急折百蕊草 *Thesium refractum* C. A. Mey.

【别名】松毛参、六天草。

【中药名】急折百蕊草。

【蒙药名】毛瑞-麦令嘎日。

【生长环境及分布】生于山坡草地、林缘及草甸处。分布于黑龙江、内蒙古、四川、云南等省区,俄罗斯、朝鲜、日本和蒙古国也有分布。

【药用部位】全草入药。

【性味】味甘、微苦,性凉。

【功效】能清热解毒、利湿消炎。主治小儿肺炎,支气管炎,肝炎,小儿惊风,腓肌痉挛,风湿骨痛,小儿疳积,血小板减少性紫癜。

蓼 科
Polygonaceae

⊙ 萹蓄 *Polygonum aviculare* L.

【别名】异叶蓼,猪牙菜。

【生长环境及分布】群生或散生于田野、路旁、村舍附近或河边湿地等处。在中国各地都有分布。

【入药部位】全草入药。

【性味】味苦,性微寒。

【功效】能清热利尿、祛湿杀虫,主治热淋、黄疸、疥癣湿痒、女子阴痒、阴疮和阴道滴虫。

→ **拳参** *Polygonum bistorta* L.

【别名】紫参、拳蓼、倒根草。

【中药名】拳参。

【蒙药名】乌和日-没和日。

【生长环境及分布】散生于山地草甸和林缘。产于东北、华北,陕西、宁夏、甘肃、山东、河南、江苏、浙江、贵州、江西、湖南、湖北、安徽和四川。日本、蒙古国、哈萨克斯坦、俄罗斯(西伯利亚、远东)及欧洲也有分布。

【入药部位】根茎入药。

【性味】味苦、涩,性微寒。

【功效】清热解毒、凉血止血,镇静收敛,主治肝炎、细菌性痢疾、肠炎、慢性支气管炎、痔疮出血、子宫出血、惊风,外用治口腔炎、牙龈炎和痈疖肿。

→ **西伯利亚蓼** *Polygonum sibiricum* Laxm.

【别名】剪刀股、醋柳、野茶、驴耳朵、牛鼻子和鸭子嘴。

【中药名】西伯利亚蓼。

【蒙药名】西伯日-希没乐得格。

【生态环境及分布】生于盐碱荒地或砂质含盐碱土壤。分布于黑龙江、吉林、辽宁、内蒙古、河北、山西、甘肃、山东、江苏、四川、云南和西藏等地。

【药用部位】根茎入药。

【性味】味微辛、苦,性微寒。

【功效】疏风清热,利水消肿。用于目赤肿痛,皮肤湿痒,水肿,腹水。

→ **华北大黄** *Rheum franzenbachii* Munt.

【别名】波叶大黄、河北大黄、大黄、给西古纳、祁大黄、祁黄、山大黄、唐大黄、土大黄、小波叶大黄、野大黄、峪黄、庄黄和子黄。

【中药名】山大黄。

【蒙药名】给西古纳。

【生态环境及分布】多年生草本。多散生于阔叶林区和山地森林草原区的石质山坡和砾石坡地,数量较少。分布于我国河北、山西、河南。

【药用部位】根入药。

【性味】味苦、性寒。

【功效】能清热解毒、止血、祛瘀、通便和杀虫。主治便秘疹腮、痈疖肿毒,跌打损伤,瘀血肿痛,吐血等症。多作兽药用。栽培可作蔬菜食用。

→ **酸模** *Rumex acetosa* L.

【别名】山羊蹄、酸溜溜和酸不溜。

【中药名】酸模。

【蒙药名】爱日干纳。

【生态环境及分布】生于山地、林缘、草甸和路旁等处。分布于我国南北各省。朝鲜、日本、蒙古国,中亚、西伯利亚、欧洲及北美也有分布。

【药用部位】全草入药。

【性味】味酸、微苦,性寒。

【功效】能凉血、解毒、通便和杀虫。主治内出血、痢疾、便秘和内痔出血;外用治疥癣、疔疮、神经性皮炎和湿疹等症。嫩茎叶味酸可作蔬菜食用。

桑寄生科
Loranthaceae

→ **槲寄生** *Viscum coloratum* (Kom.) Nakai

【别名】北寄生、桑寄生、柳寄生、黄寄生、冻青和寄生子。

【中药名】槲寄生。

【蒙药名】曹格苏日。

【生态环境及分布】生于海拔 500～1 400 m 阔叶林中,寄生于榆、杨、柳、桦、栎、梨、李、苹果、枫杨、赤杨、椴属植物上。分布于我国东北、华北,陕西、甘肃、湖南、河南、江苏、四川。朝鲜、日本和俄罗斯也有分布。

【药用部位】带叶茎枝入药。

【性味】味苦,性平。

【功效】舒筋活络,活血散瘀。用于筋骨疼痛,肢体拘挛,腰背酸痛,跌打损伤。

马兜铃科
Aristolochiaceae

⊙ **北马兜铃** *Aristolochia contorta* Bunge

【别名】马斗铃、铁扁担、臭瓜蒌、茶叶包、河沟精、天仙藤、万丈龙、臭罐罐、臭铃当、吊挂篮子和葫芦罐。

【中药名】马兜铃。

【蒙药名】呼格讷-额布苏。

【生态环境及分布】生于海拔 500～1 200 m 的山坡灌丛、沟谷两旁以及林缘，喜气候较温暖、湿润，肥沃、腐殖质丰富的沙壤中。分布于我国东北、华北、华东、华中、西北。朝鲜、日本、俄罗斯(远东)也有分布。

【药用部位】根和果实入药。

【性味】味苦,性微寒。

【功效】茎叶称天仙藤,有利尿之效;果称马兜铃,有清热降气、止咳平喘之效;根称青木香,有小毒,具健胃、理气止痛之效,并有降血压作用。

藜 科
Chenopodiaceae

⊙ **沙蓬** *Agriophyllum squarrosum* (L.)Moq.

【别名】吉刺儿、沙米、蒺藜梗和登相子。

【中药名】沙蓬。

【蒙药名】楚力给日。

【生态环境及分布】喜生于沙丘或流动沙丘之背风坡上,为沙漠地区常见的沙生植物。分布于我国东北、华北、西北、河南和西藏;蒙古国、俄罗斯西伯利亚和中亚地区也有。

【药用部位】种子入药。

【性味】中药味甘,性平。蒙药味苦、涩,性平。

【功效】中药:发热解表,消食化积。主治感冒发热,肾炎,饮食积滞,嗝膈反胃。

蒙药:清热,解毒,利尿。主治疫热增盛,头痛,身目黄疸,口糜,齿龈溃烂,尿道灼痛,肾热、毒热和瘟疫,赤眼,黄疸,口渴,口疮,胃"赫依"等症。

➔ 藜 *Chenopodium album* L.

【别名】白藜、灰菜。

【蒙药名】诺衣乐。

【生态环境及分布】一年生草本,中生杂草。生长于田间、路旁、荒地、居民点附近和河岸低湿地。是养猪的优良饲料。分布于全国各地。世界各国都有分布。

【药用部位】全草及果实入药。

【性味】味甘,性平,微毒。

【功效】能止痢、止痒。主治痢疾腹泻、皮肤湿毒瘙痒。

➔ 地肤 *Kochia scoparia* (L.) Schrad.

【别名】地麦、落帚、扫帚苗、扫帚菜、孔雀松、绿帚和观音菜。

【中药名】地肤。

【蒙药名】疏日-诺高。

【生态环境及分布】多见于夏绿阔叶林区和草原区的撂荒地、路旁、村旁,散生或群生,亦为常见农田杂草。分布于亚洲、欧洲以及中国大陆的大部分地区。

【药用部位】果实及全草入药。

【功效】能清湿热利尿、祛风止痒。主治尿痛,尿急,小便不利,皮肤瘙痒;外用治皮癣及阴囊湿疹。

➔ 猪毛菜 *Salsola collina* Pall.

【别名】三叉明棵、札蓬棵和沙蓬。

【中药名】猪毛菜。

【蒙药名】哈木呼乐。

【生态环境及分布】为农田、撂荒地杂草,可形成群落或纯群落。广布于我国东北、华北,陕西、甘肃、青海、四川、西藏和云南。

【药用部位】全草入药。

【性味】味淡,性凉。

【功效】清热凉血、降血压。主治高血压。

苋　科

Amaranthaceae

➡ **反枝苋** *Amaranthus retroflexus* L.

【别名】西田谷、野千穗谷和野苋菜。

【中药名】反枝苋。

【蒙药名】阿白日-诺高。

【生态环境及分布】多生于田间、路旁和住宅附近。嫩茎叶可食。分布于我国东北、华北及西北。

【药用部位】全草和种子入药。

【性味】味甘,性凉。

【功效】祛风湿、清肝火,可用于目赤肿痛、翳长障和高血压的治疗。

➡ **鸡冠花** *Celosia cristata* L.

【别名】鸡髻花、老来红、芦花鸡冠、笔鸡冠、大头鸡冠、凤尾鸡冠、鸡公花、鸡角根和红鸡冠。

【中药名】鸡冠花。

【蒙药名】塔黑彦-色其格-其其格。

【生态环境及分布】鸡冠花喜温暖干燥的气候,怕干旱,喜阳光,不耐涝,但对土壤要求不严,一般土壤庭院都能种植。原产于非洲、美洲热带和印度,现在世界各地均有分布。

【药用部位】花序入药。

【性味】味甘、涩,性凉。

【功效】收敛止血,止带,止痢。用于吐血,崩漏,便血,痔血,赤白带下,久痢不止。可食用。

马齿苋科

Portulacaceae

➡ 大花马齿苋 *Portulaca grandiflora* Hook.

【别名】半支莲、松叶牡丹、龙须牡丹、洋马齿苋和太阳花。

【中药名】大花马齿苋。

【蒙药名】高要木苏格-那仁-诺高。

【生态环境及分布】极耐瘠薄，一般土壤都能适应，对排水良好的砂质土壤特别钟爱。大部分生于山坡、田野间。分布在黑龙江、吉林、辽宁、河北、河南、山东、安徽、江苏、浙江、湖南、湖北、江西、重庆、四川、贵州、云南、山西、陕西、甘肃、青海、内蒙古、广东和广西等地。

【药用部位】全草入药。

【性味】味淡、味苦，性寒。

【功效】有散瘀止痛、清热、解毒和消肿的功效。用于咽喉肿痛、烫伤、跌打损伤和疮疖肿毒。

➡ 马齿苋 *Portulaca oleracea* L.

【别名】马齿草、马苋、马齿菜、马齿龙芽、五行草、五方草、长命菜、九头狮子草、灰苋、马踏菜、酱瓣草、安乐菜、酸苋、豆板菜、瓜子菜、长命苋、酱瓣豆草、蛇草、酸味菜、猪母菜、狮子草、地马菜、马蛇子菜、蚂蚁菜、长寿菜和耐旱菜。

【中药名】马齿苋。

【蒙药名】娜仁-淖嘎。

【生态环境及分布】生于菜园、农田和路旁，为田间常见杂草。中国南北各地均产。广布全世界温带和热带地区。

【药用部位】全草入药。

【性味】味酸，性寒。

【功效】清热利湿、血解毒和利尿。主治细菌性痢疾、急性胃肠炎、急性乳腺炎、痔疮出血、尿血、赤白带下、蛇虫咬伤、疔疮肿毒、急性湿疹、过敏性皮炎和尿道炎等。

石竹科

Caryophyllaceae

➡ 蚤缀 *Arenaria serpyllifolia* L.

【别名】鹅不食草、无心菜和卵叶蚤缀。

【中药名】蚤缀。

【蒙药名】杂阿仲。

【生态环境及分布】生于路旁、荒地及田野中。自中国东北经黄河、长江流域到华南各省、区都有分布。

【药用部位】全草入药。

【性味】味苦,性寒。

【功效】能清热、解毒和明目,治急性结膜炎、麦粒肿和咽喉痛。

➡ 石竹 *Dianthus chinensis* L.

【别名】洛阳花、中国石竹、中国沼竹和石竹子花。

【中药名】石竹。

【蒙药名】高要-巴希卡。

【生态环境及分布】生于山地草甸草原。原产于我国北方,现南北普遍生长。俄罗斯西伯利亚和朝鲜也有分布。

【药用部位】地上部分入药。

【性味】味苦,性寒。

【功效】能清湿热、利小便和活血通经。主治膀胱炎、尿道炎、泌尿系统结石、妇女经闭、外阴糜烂和皮肤湿疮。

➡ 孩儿参 *Pseudostellaria heterophylla* (Miq.) Pax

【别名】太子参、异叶假繁缕。

【中药名】人参。

【蒙药名】毕其乐-奥日好代。

【生态环境及分布】生于山坡草甸、林下阴湿处。分布于我国东北、华北、西北、华中、华东。

【药用部位】块根入药。

【性味】味甘、微苦,性平。

【功效】能益气生津、健脾。主治肺虚咳嗽、心悸、口渴、脾虚泄泻、食欲不振、肝炎、神经衰弱、小儿病后体弱无力、自汗、盗汗。

➔ **麦蓝菜** *Vaccaria segetalis* (Neck) Garcke

【别名】麦蓝子、奶米、大麦牛。

【中药名】王不留行。

【蒙药名】阿拉坦-谁没给力格-其其格。

【生态环境及分布】生于山坡、路旁,尤以麦田中最多。也有栽培。全国各地均产,主产于江苏、河北、山东、辽宁、黑龙江等地,以产于河北邢台者质优。

【药用部位】种子入药。

【性味】味苦,性平。

【功效】能活血通经、消肿止痛、催生下乳。主治月经不调、乳汁缺乏、难产、肿疔毒。

金鱼藻科

Ceratophyllaceae

➔ **金鱼藻** *Ceratophyllum demersum* L.

【别名】细草、软草、鱼草。

【中药名】金鱼藻。

【蒙药名】阿拉坦-扎木嘎。

【生态环境及分布】多年生草本的沉水性水生植物。群生于淡水池塘、水沟、稳水小河、温泉流水及水库中。

【药用部位】全草入药。

【性味】味甘、淡,性凉。

【功效】具有凉血止血、清热利水的功效。主治血热吐血、咳血、热淋涩痛。

毛茛科

Ranunculaceae

⊙ **兴安乌头 *Aconitum ambiguum* Rchb.**

【别名】细草乌、鸡足草乌。

【中药名】乌头。

【蒙药名】兴安-好日苏。

【生态环境及分布】生于林内、林缘。分布于中国(东北,内蒙古)、蒙古国、俄罗斯(西伯利亚)。

【药用部位】根入药。

【性味】味苦,性寒。

【功效】具有祛风除湿、温经止痛的作用。

⊙ **草乌头 *Aconitum kusnezoffi* Reichb.**

【别名】堇、芨、乌头、乌喙、奚毒、鸡毒、茛、千秋、毒公、果负、耿子、帝秋、独白草、土附子、草乌、竹节乌头、金鸦、断肠草。

【中药名】草乌头。

【蒙药名】曼钦、哈日-好日苏。

【生态环境及分布】生于阔叶林下、林缘草甸及沟谷草甸。分布于我国东北、山西、河北。

【药用部位】块根和叶入药。

【性味】味辛、性热,有毒。

【功效】块根药材名为草乌,有大毒,能祛风散寒、除湿止痛。主治风湿性关节疼痛、半身不遂、手足拘挛、心腹冷痛。叶为蒙药,能清热、止痛。主治肠炎、痢疾、头痛、牙痛、白喉等。

⊙ **二歧银莲花 *Anemone dichotoma* L.**

【别名】草玉梅。

【中药名】二歧银莲花根。

【蒙药名】保根-查干-其其格。

【生态环境及分布】生于丘陵或山坡湿草地或林中。分布于我国吉林、黑龙江。

【药用部位】根状茎入药。

【性味】味苦,性凉。

【功效】具有舒筋活血,清热解毒的功效。用于跌打损伤,痢疾,风湿关节痛;外用于疮痈。

➡ 耧斗菜 *Aquilegia viridiflora* Pall.

【别名】血见愁。

【中药名】漏斗菜。

【蒙药名】乌日乐其-额布斯。

【生态环境及分布】生于石质山坡的灌丛间与基岩露头上及沟谷中。分布于我国东北、华北、西北,山东。

【药用部位】全草入药。

【性味】味苦、微甘,性平。

【功效】调经止血、清热解毒。主治月经不调,功能性子宫出血、痢疾、腹痛。也作蒙药用。

➡ 兴安升麻 *Cimicifuga dahurica* (Turcz) Maxi.

【别名】北升麻、虻牛卡根。

【中药名】兴安升麻。

【蒙药名】布力叶-额布斯、兴安乃-扎白。

【生态环境及分布】生于山地林下、灌丛或草甸中。分布于我国东北、华北。

【药用部位】根壮茎入药。

【性味】味辛、甘,性微寒。

【功效】能散风清热、升阳透疹。主治风热头痛、麻疹、斑疹未透、胃火牙痛、火泻脱肛、胃下垂、子宫脱垂。也入蒙药。

➡ 棉团铁线莲 *Clematis hexapetala* Pall.

【别名】山蓼、山棉花、棉花团、山辣椒秧、黑薇。

【中药名】威灵仙。

【蒙药名】依日绘、哈得衣日音-查干-额布斯。

【生态环境及分布】生于典型草原、森林草原及山地草原带的草原及灌丛群落中，亦生长于固定沙丘或山坡林缘、林下。分布于我国东北、华北，甘肃。

【药用部位】根入药。

【性味】味微苦。

【功效】能祛风湿、通经络、止痛。主治风湿性关节痛、手足麻木、偏头痛、鱼骨鲠喉。

➡ 翠雀 *Delphinium grandiflorum* L.

【别名】飞燕草、鸽子花。

【蒙药名】伯日-其其格。

【生态环境及分布】多年生草本植物。生于山坡、草地、固定沙丘。分布于我国东北、华北、西南。

【药用部位】全草入药。

【性味】味苦，性温，有大毒。

【功效】有泻火止痛，杀虫之功效。根治牙痛，全草灭虱。全草有毒，中毒后呼吸困难，血液循环障碍，肌肉、神经麻痹或产生痉挛现象。

➡ 芍药 *Paeonia lactiflora* Pall.

【别名】将离、离草、婪尾春、余容、犁食、没骨花、黑牵夷、红药。

【中药名】芍药。

【蒙药名】查那-其其格。

【生态环境及分布】生于山地和石质丘陵的灌丛、林缘、山地草甸及草甸草原群落中。分布于我国东北、华北，陕西、甘肃。

【药用部位】根入药。

【性味】味苦、酸，性微寒。

【功效】能清热凉血、活血散瘀。主治血热吐、肝火目赤、血瘀痛经、月经闭止、疮疡肿毒、跌打损伤。

➡ 蒙古白头翁 *Pulsatilla ambigua* Turcz. ex Pritz.

【别名】北白头翁。

【中药名】白头翁。

【蒙药名】伊日贵、呼和-高乐贵。

【生态环境及分布】多年生草本,生于海拔 2 100～3 400 m 的山地草甸或林缘。在我国分布于新疆、内蒙古,青海北部、甘肃北部、黑龙江西部。生于高山草地。在蒙古国和俄罗斯西伯利亚地区也有分布。

【药用部位】根入药。

【性味】味苦,性寒。

【功效】具有清热凉血,解毒功效。用于治热毒血痢,温疟寒热,鼻衄,血痔。

➡ 白头翁 *Pulsatilla chinensis* (Bunge) Regel

【别名】毛姑朵花。

【中药名】白头翁。

【蒙药名】额格乐-伊日贵。

【生态环境及分布】生于山地林缘和草甸。分布于我国东北、华北、华中,四川、甘肃、陕西。

【药用部位】根及根状茎入药。

【性味】味苦,性寒。

【功效】能清热解毒、消炎镇痛、镇静、收敛止泻。主治痢疾、肠胃炎、气管炎、经血闭止等症。外用治痔疮肿瘤。

➡ 茴茴蒜 *Ranunculus chinensis* Bunge

【别名】茴茴蒜毛茛。

【中药名】茴茴蒜。

【蒙药名】乌斯图-好得乐存-其其格。

【生态环境及分布】生于河滩草甸、沼泽草甸。分布于我国东北、华北、西北、华东、华南、西南。

【药用部位】全草入药。

【性味】味辛、苦,性温。

【功效】能消炎退肿、平喘、截疟。外用治肝炎、哮喘、疟疾、角膜云翳及牛皮癣。

➡ 毛茛 *Ranunculus japonicus* Thunb.

【别名】水茛、毛建、毛建草、猴蒜、天灸、毛堇、白灸、鹤膝草、瞌睡草、老虎草、犬脚迹、老虎脚迹草、火筒青、野芹菜、辣子草、辣辣草。

【中药名】毛茛。

【蒙药名】好得乐存-其其格。

【生态环境及分布】生于山地林缘草甸、沟谷草甸、沼泽草甸中。分布于我国各地。

【药用部位】全草入药。

【性味】味辛。性温。

【功效】有毒,能利湿、消肿、止痛、退翳、截疟。外用治胃痛、黄疸、疟疾、淋巴结核、角膜云翳。也作蒙药用。

➡ 石龙芮 *Ranunculus sceleratus* L.

【别名】黄花菜、石龙芮毛茛。

【中药名】石龙芮。

【蒙药名】乌热乐和格-其其格。

【生态环境及分布】生于沼泽草甸及草甸。分布于我国各地。

【药用部位】全草入药。

【性味】味苦,性平。

【功效】有毒,能消肿、拔毒、散结、截疟。外用治淋巴结核、疟疾、蛇咬伤、慢性下肢溃疡。

➡ 贝加尔唐松草 *Thalictrum baicalense* Turcz. ex Ledeb.

【别名】球果白蓬草、马尾黄连、金丝黄连、草黄连、白嘎拉-查存-其其格、马尾莲、球果唐松草、猫爪子、大叶唐松草、野黄连、马尾连、川甘唐松草、唐松草、马尾黄连。

【中药名】唐松草。

【蒙药名】白嘎拉-查存-其其格。

【生态环境及分布】生于杂木林下、林缘、山坡草地。分布于黑龙江、吉林、河北、山西、陕西、内蒙古、甘肃、青海、河南。

【药用部位】根及根状茎入药。

【性味】味苦,性寒。

【功效】具有清热燥湿,解毒作用,用于痢疾、目赤。

⊙ 金莲花 *Trollius chinensis* Bunge

【别名】旱荷、旱莲花寒荷、陆地莲、旱地莲、金梅草、金疙瘩、寒金莲。

【中药名】金莲花。

【蒙药名】阿拉坦花。

【生态环境及分布】生于山地、林下、林缘草甸、沟谷草甸及其他低湿地草甸、沼泽草甸中。分布于我国黑龙江。

【药用部位】花入药。

【性味】味苦,性凉。

【功效】能清热解毒。主治上呼吸道感染、急慢性扁桃体炎、肠炎、痢疾、疮疖脓肿、外伤感染、急性中耳炎、急性鼓膜炎、急性结膜炎、急性淋巴管炎。

小檗科

Berberidaceae

⊙ 西伯利亚小檗 *Berberis sibirica* Pall.

【中药名】小檗。

【生态环境及分布】生于高山碎石坡、陡峭山坡、荒漠地区、林下。分布于中国东北,内蒙古、新疆、河北、山西。

【药用部位】根皮和茎皮入药。

【性味】味苦,性寒。

【功效】有清热、解毒、止泻、止血、明目之功效。主治痛风、麻风、皮肤瘙痒、吐血、毒热等症。

⊙ 黄芦木 *Berberis amurensis* Rupr.

【别名】狗奶根、刀口药、黄连、刺黄檗、小檗。

【中药名】黄芦木。

【蒙药名】陶木-希日-毛都。

【生态环境及分布】在夏绿阔叶林区及森林草原的山地灌丛中为较常见的伴生种,有时稀疏生于林缘或山地沟谷。分布于我国东北、华北、山东、陕西、甘肃等省区。

【药用部位】根皮和茎皮入药。

【性味】味苦,性寒。

【功效】能清热、燥湿、泻火、解毒。主治痢疾、黄疸、白带、关节肿痛、阴虚发热、骨蒸盗、痈肿疮疡、口疮、目疾、黄水疮等症。可作黄连的代用品。也可入蒙药。

防己科
Menispermaceae

➔ **蝙蝠葛 *Menispermum dauricum* DC.**

【别名】蝙蝠藤、金丝钓葫芦、黄条香、防己葛、黄根、野鸡豆子、爬山秧子、山地瓜秧、小葛香、杨柳子棵、光光喳、狗葡萄秧、小青藤、黄藤根、黄根藤、大叶马兜铃、狗屎豆、马串铃、金线吊蛤蟆、什子苗、宁巴、嘎马得见农棍。

【中药名】蝙蝠葛。

【蒙药名】哈日-敖日阳古、宁巴。

【生态环境及分布】生于山地林缘、灌丛、沟谷。分布于我国东北、华北、华东。

【药用部位】根和根状茎入药。

【性味】味苦,性寒。

【功效】能清热解毒、消肿止痛、利咽、通便、抗癌。主治急性咽喉口腔肿痛、扁桃体炎、牙龈肿痛、肺热咳嗽、湿热黄疸、痈疖肿毒、便秘、食道癌、胃癌。可入蒙药。

木兰科
Magnoliaceae

➔ **五味子 *Schisandra chinensis* (Turcz.) Baill.**

【别名】面藤、山花椒、北五味子。

【中药名】五味子。

【蒙药名】乌拉勒吉嘎纳。

【生态环境及分布】生于阳坡杂木林中,缠绕在其他植物上。分布于我国东北、华北、华中、西南。

【药用部位】果实入药。

【性味】味甘、酸,性温。

【功效】敛肺,滋肾,生津,收汗,涩精。治肺虚喘咳、口干作渴、自汗、盗汗、劳伤羸瘦、梦遗滑精、久泻久痢。

罂粟科

Papaveraceae

→ 白屈菜 *Chelidonium majus* L.

【别名】地黄连、牛金花、断肠草、八步紧、雄黄草、山黄连、假黄连、小野人血草、黄汤子。

【中药名】白屈菜。

【蒙药名】希古得日格纳、希日-好日。

【生态环境及分布】生于山地林缘、林下、沟谷溪边。分布于我国东北、华北、华东,河南、陕西、江西、四川、新疆。

【药用部位】全草入药。

【性味】味苦,性凉。

【功效】有毒,能清热解毒、止痛、止咳。主治胃炎、胃溃疡、腹痛、肠炎、痢疾、黄疸、慢性支气管炎、百日咳,外用治水田皮炎、毒虫咬伤。全草入蒙药。

→ 齿瓣延胡索 *Corydalis turtschaninovii* Bess.

【别名】蓝雀花、蓝花菜、元胡。

【中药名】齿瓣延胡索。

【蒙药名】希都日呼-萨巴乐干纳。

【生态环境及分布】生于疏林下或林缘灌丛、山坡稍湿地。分布于我国东北。

【药用部位】块茎入药。

【性味】味苦,性凉。

【功效】具有活血、散瘀、理气、止痛的功效。治心腹腰膝诸痛、月经不调、癥瘕、崩中、产后血晕、恶露不尽、跌打损伤。

十字花科
Brassicaceae

➡ 垂果南芥 *Arabis pendula* L.
【别名】唐芥、扁担蒿(四川)、野白菜(内蒙古)、大蒜芥(新疆)。

【中药名】垂果南芥。

【蒙药名】文珠日-赫其。

【生态环境及分布】生于山坡、山沟、草地、林缘、灌木丛、河岸及路旁的杂草地。分布于我国西北、华北、东北等地。

【药用部位】果实入药。

【性味】味辛,性平。

【功效】清热、解毒、消肿。治疮痈肿毒。

➡ 荠 *Capsella bursa-pastoris* (Linn.) Medic.
【别名】荠菜、菱角菜。

【中药名】荠。

【蒙药名】哲日力格-钙母。

【生态环境及分布】荠菜生长在山坡、田边及路旁,野生,偶有栽培。中国各省区均有分布,全世界温带地区广泛分布。

【药用部位】全草入药。

【性味】香气较浓,味极鲜美。

【功效】用于治疗痢疾、水肿、淋病、乳糜尿、吐血、便血、血崩、月经过多、目赤肿疼等。所含的二硫酚硫酮,具有抗癌作用。

➡ 葶苈 *Draba nemorosa* L.
【别名】大适、丁苈、狗荠。

【中药名】葶苈。

【蒙药名】格鲁格日-哈木比乐。

【生态环境及分布】生于田边路旁,山坡草地及河谷湿地。分布较广,中国东北、华北、华东的江苏和浙江,西北、西南的四川及西藏均有分布。北温带其他地区都有分布。

【药用部位】种子。

【性味】味辛、苦,性寒。

【功效】主治痰饮、咳喘、脘腹胀满、肺痈。

糖芥 *Erysimum bungei*(Kitag.) Kitag.

【别名】冈托巴。

【中药名】糖芥。

【蒙药名】乌兰-高恩淘格。

【生态环境及分布】生于田边、荒地。分布于东北、华北及陕西、江苏、四川等地。

【药用部位】全草和种子入药。

【性味】味苦、辛,性寒。

【功效】用于脾胃不和,食积不化及心力衰竭之浮肿。

独行菜 *Lepidium apetalum*.

【别名】辣辣根、腺茎独行菜、辣麻麻。

【中药名】葶苈子。

【蒙药名】昌古。

【生态环境及分布】生在海拔 400~2 000 m 山坡、山沟、路旁及村庄附近。产于东北、华北、西北、西南,江苏、浙江、安徽。俄罗斯欧洲部分、亚洲东部及中部、喜马拉雅地区均有分布。

【药用部位】种子入药。

【性味】味辛、苦,性凉。

【功效】中药:治痰涎壅肺,咳嗽喘促,胸胁胀满,肺痈,胸腹积水,水肿,小便不利,肺心病。

蒙药:治喘咳,肺感,搏热,脏热,毒热,"协日"热,血热,肺心病。

具有消肿,止痛的功能。主要用于刚巴病,黄水病,骨折。

➡ 沙芥 *Pugionium cornutum* （L.）Gaertn.

【别名】沙萝卜、沙白菜、沙芥菜、山萝卜、山羊沙芥。

【中药名】沙芥。

【蒙药名】额乐孙萝帮。

【生态环境及分布】生于草原地区的沙地或半固定与流动的沙丘上。分布于东北、华北、西北等地。

【药用部位】种子入药。

【性味】味辛,性温。

【功效】行气、止痛、消食、解毒。

➡ 遏蓝菜 *Thlaspi arvense* L.

【别名】败酱草、野榆钱。

【中药名】菥蓂。

【蒙药名】淘力都-额布斯、巴日嘎。

【生态环境及分布】分布于兴安北部、兴安南部、燕山北部、阴山、贺兰山。我国几乎各地都有;亚洲、欧洲、北非。

【药用部位】全草、种子入药。

【性味】味辛,性微寒。

【功效】全草和种子入药,全草能和中开胃、清热解毒,主治消化不良、子宫出血、疮痈肿;种子能清肝明目、强筋骨,主治风湿性关节痛、目赤肿痛,嫩株可代蔬菜食用。

种子入蒙药(蒙药名:恒日格-额布斯)。能清热、解毒、强壮、开胃、利水、消肿。主治肺热、肾热、肝炎、腰腿痛、恶心、睾丸肿痛、遗精、阳痿。

景天科
Crassulaceae

⊙ 瓦松 *Orostachys fimbriatus* (Turcz.) Berger

【别名】昨叶荷草、屋上无根草、向天草、瓦花、石莲花、厝莲、干滴落、猫头草、瓦塔、天蓬草、酸塔、塔松、兔子拐杖、干吊鳖、石塔花、狼爪子、瓦宝塔、瓦莲花、岩松。

【中药名】瓦松。

【蒙药名】斯琴-额布苏。

【生态环境及分布】生于山坡石上或屋瓦上。分布于湖北、安徽、江苏、浙江、青海、宁夏、甘肃、陕西、河南、山东、山西、河北、内蒙古、辽宁、黑龙江。

【药用部位】植物的干燥地上部分入药。

【性味】味酸、苦,性凉。

【功效】清热解毒、止血、利湿、消肿。治吐血、鼻衄、血痢、肝炎、疟疾、热淋、痔疮、湿疹、痈毒、疔疮、汤火灼伤。

⊙ 土三七 *Phedimus aizoon* (L.)'t Hart

【别名】费菜、景天三七。

【中药名】土三七。

【蒙药名】矛钙-伊得。

【生态环境及分布】生于沟边及屋舍旁肥厚湿润的土壤中。主要分布于河北、陕西、江苏、安徽、浙江、江西、台湾、湖北、湖南、广东、广西、四川、贵州及云南等地。全国大部分地区有栽培。

【药用部位】根茎入药。

【性味】味甘、微苦,性温。

【功效】止血、散瘀、消肿止痛、清热解毒。主吐血、衄血、咯血、便血、崩漏、外伤出血、痛经、产后瘀滞腹痛、跌打损伤、风湿痛、疮痈疽疔、虫蛇咬伤。

虎耳草科

Saxifragaceae

➔ 大花溲疏 *Deutzia grandiflora* Bunge.

【别名】华北溲疏。

【中药名】大花溲疏。

【蒙药名】淘日格-萨日布格日-其其格。

【生态环境及分布】多生于丘陵或低山坡灌丛中,较溲疏耐寒。产于中国湖北等省,分布于河南、陕西、甘肃、山西、河北、内蒙古、辽宁等地;朝鲜半岛也有分布。

【药用部位】果入药。

【性味】味苦,性平。

【功效】清热、利尿、退黄、排石。用于黄疸型肝炎、膀胱炎、胆道结石。

➔ 小花溲疏 *Deutzia parviflora* Bge.

【别名】喇叭枝、溲疏、多花溲疏、千层皮。

【中药名】小花溲疏。

【蒙药名】吉吉格-萨日布格日-其其格

【生态环境及分布】多生于阔叶林缘或灌丛中。分布于我国东北、华北;俄罗斯、朝鲜也有分布。

【药用部位】茎皮入药。

【性味】味辛,性微温。

【功效】解热、发汗解表、宣肺止咳。用于感冒咳嗽、寒咳寒嗽、支气管炎。

➔ 梅花草 *Parnassia palustris* L.

【别名】苍耳七。

【中药名】梅花草。

【蒙药名】孟根-地格达。

【生态环境及分布】生于山坡、林边、山沟、湿草地。分布于东北、华北及陕西甘肃、青海等地。

【药用部位】全草入药。

【性味】味苦,性凉。

【功效】具有清热凉血、解毒消肿、止咳化痰之功效。主治黄疸型肝炎、细菌性痢疾、咽喉肿痛、脉管炎、疮痈肿毒、咳嗽痰多。

➜ 堇叶山梅花 *Philadelphus tenuifolius* Rupr.

【别名】细叶山梅花、薄叶山梅花。

【中药名】堇叶山梅花。

【蒙药名】折日立格-恩和力格-其其格。

【生态环境及分布】生于杂木林、针阔叶混交林中。分布于东北及内蒙古、河北等地。

【药用部位】根入药。

【性味】味甘,性平。

【功效】清热凉血、利尿。

蔷薇科
Rosaceae

➜ 龙牙草 *Agrimonia pilosa* Ledeb.

【别名】仙鹤草、黄龙尾、老鹤嘴、毛脚茵、施州龙芽草。

【中药名】龙芽草。

【蒙药名】淘古如-额布苏。

【生态环境及分布】分布于荒地、山坡、路弯、草地。中国南北各省区均产。欧洲中部以及俄罗斯、蒙古国、朝鲜、日本和越南北部均有。

【药用部位】地上部分和芽入药。

【性味】味苦、涩,性平。

【功效】龙芽草具有止血、健胃、滑肠、止痢、杀虫的功效。主治脱力劳乏、妇女月经不调、红崩白带、胃寒腹痛、赤白痢疾、吐血、咯血、肠风、尿血、子宫出血、十二指肠出血等症。全草提取仙鹤草素为止血药。

➜ **委陵菜** *Potentilla chinensis* Ser.

【别名】翻白草、白头翁、蛤蟆草、天青地白。

【中药名】委陵菜。

【蒙药名】希林-陶来音-汤乃。

【生态环境及分布】生于山坡草地、沟谷、林缘、灌丛或疏林下。产自中国黑龙江、吉林、辽宁、内蒙古、河北、山西、陕西、甘肃、山东、河南、江苏、安徽、江西、湖北、湖南、台湾、广东、广西、四川、贵州、云南、西藏。俄罗斯远东地区及日本、朝鲜均有分布。

【药用部位】全草入药。

【性味】味苦,性寒。

【功效】能清热解毒、止血、止痢。

➜ **金露梅** *Potentilla fruticosa* L.

【别名】金老梅、金蜡梅、老鸪爪。

【中药名】金露梅。

【蒙药名】乌日阿拉格。

【生态环境及分布】生于山坡草地、砾石坡、灌丛及林缘。分布于中国黑龙江、吉林、辽宁、内蒙古、河北、陕西、甘肃、新疆、四川、西藏、青海。

【药用部位】花、叶入药。

【性味】味微甘,性平。

【功效】能健脾、化湿、清暑、调经,主治消化不良、中暑、月经不调。

➜ **银露梅** *Potentilla glabra* Lodd.

【别名】银老梅、白花棍儿蒸。

【中药名】银露梅。

【蒙药名】孟根-乌日阿拉格。

【生态环境及分布】生于山坡草地、河谷岩石缝中、灌丛及林中,海拔 1 400～4 200 m。分布于中国内蒙古、河北、山西、陕西、甘肃、青海、安徽、湖北、四川、云南。朝鲜、俄罗斯、蒙古国也有分布。

【药用部位】花、叶入药。

【性味】甘味,性温。

【功效】功能主治同金露梅。

➡ 西伯利亚杏 *Prunus sibirica* L.

【别名】山杏。

【中药名】西伯利亚杏。

【蒙药名】西伯日-归勒斯。

【生态环境及分布】生于森林草原地带和落叶阔叶林地带的边缘,也散生于草原沙地上。分布于我国东北、华北,内蒙古等地;蒙古国及俄罗斯远东地区也有分布。

【药用部位】杏仁入药。

【性味】味甘、酸,性温。

【功效】能去痰、止咳、定喘、润肠。主治咳嗽、气喘、肠燥、便秘等症。

➡ 毛樱桃 *Cerasus tomentosa* (Thunb.) Wall

【别名】山樱桃、山豆子。

【中药名】毛樱桃。

【蒙药名】哲日勒格-应陶日。

【生态环境及分布】生于山坡林中、林缘、灌丛中或草地,海拔 100~3 200 m。产于中国黑龙江、吉林、辽宁、内蒙古、河北、山西、陕西、甘肃、宁夏、青海、山东、四川、云南、西藏。

【药用部位】种仁入药。

【性味】味辛,性平,无毒。

【功效】有补中益气、健脾祛湿的功效。用于病后体虚、倦怠少食、风湿腰痛、四肢不灵、贫血等,外用可治冻疮、汗斑。

➡ 秋子梨 *Pyrus ussuriensis* Maxim.

【别名】花盖梨、山梨、野梨。

【中药名】秋子梨。

【蒙药名】阿格力格-阿力玛。

【生态环境及分布】生于海拔 100～2 000 m 的寒冷干燥的山区。我国东北、华北和西北各地均有栽培。分布于东北、华北及山东、陕西、甘肃等地。

【药用部位】果实入药。

【性味】果实:味甘、酸、涩,性凉;叶:味微苦,性平。

【功效】燥湿健脾、止吐、止泻。主治消化不良、呕吐、热泻等症。

➔ 山刺玫 *Rosa davurica* Pall.

【别名】刺玫果、野蔷薇、刺玫蔷薇、红根。

【中药名】山刺玫。

【蒙药名】扎木日。

【生态环境及分布】常生于疏林地或林缘。中国东北、华北、西北的丘陵山区,以东北三省资源最为丰富,主要分布在大兴安岭、小兴安岭和长白山区。朝鲜北部,俄罗斯西伯利亚地区也有分布。

【药用部位】果实、花、根入药。

【性味】味酸、甘、涩,性平。

【功效】果实:固精缩尿。遗精滑精、遗尿尿频、崩漏带下。解毒,祛"协日乌素"。用于毒热、热性协日乌素病、肝热、青腿病。活血调经。用于消化不良、食欲不振、脘腹胀痛、腹泻、动脉粥样硬化、肺结核咳嗽。

花:理气和血。用于月经不调、痛经、崩漏、吐血、肋间神经痛。

根:止咳、止血。用于咳嗽、痢疾、崩漏、跌打损伤。清"协日乌素",消食,镇"赫依"。用于"赫依协日"症、巴达干协日症、脉病、咳嗽、胃协日症。

➔ 库页悬钩子 *Rubus sachaliensis* Lévl.

【别名】沙窝窝。

【中药名】库页悬钩子。

【蒙药名】矛日音-布格日勒哲根、矛日音-布勒吉日根。

【生态环境及分布】生于山地林下、林缘灌丛、林间草甸和山沟。分布于黑龙江、吉林、内蒙古、河北、甘肃、青海、新疆等地。

【药用部位】茎、枝入药。

【性味】味苦、涩,性平。

【功效】具有清肺止血、解毒止痢之功效。常用于吐血、衄血、痢疾、泄泻。

⮕ 地榆 *Sanguisorba officinalis* L.

【别名】蒙古枣、黄瓜香。

【中药名】地榆。

【蒙药名】奥木日阿特音-博格日乐吉根。

【生态环境及分布】生于河滩草甸及草甸草原。分布在亚洲北温带,广布于欧洲以及中国。

【药用部位】根入药。

【性味】味苦、酸、涩,性微寒。

【功效】凉血止血、解毒敛疮。

⮕ 花楸 *Sorbus pohuashanensis* (Hance) Hedl.

【别名】锌树、山槐子、百华花楸、马加木。

【中药名】花楸。

【蒙药名】奥木日阿特音-博格日乐吉根。

【生态环境及分布】生于海拔 500～2 500 m 的低洼山沟或河谷,多分布于中国长江流域及以北地区。

【药用部位】果实、茎、皮入药。

【性味】果实:味甘、苦,性平。茎和茎皮:味苦,性寒。

【功效】清热止咳、补脾生津。主治肺结核、哮喘、胃痛等。

⮕ 珍珠梅 *Sorbaria sorbifolia* (L.) A.Br.

【别名】东北珍珠梅、华楸珍珠梅。

【中药名】珍珠梅。

【蒙药名】苏布得力格-其其格。

【生态环境及分布】散生于山地林缘,也少量见于林下、路旁、沟边及林缘草甸。分布于我国华北地区、西北地区;俄罗斯、朝鲜、日本、蒙古国亦有分布。

【药用部位】茎皮、枝条、果穗入药。

【性味】味苦,性寒,有毒。

【功效】活血散瘀、消肿止痛。主治骨折、跌打损伤、风湿性关节炎。

豆　科

Leguminosae

➔ 紫穗槐 *Amorpha fruticosa* Linn.

【别名】棉槐、椒条、棉条、穗花槐、紫翠槐、板条、穗花槐、紫翠槐。

【中药名】紫穗槐。

【蒙药名】宝日-特如图-槐子。

【生态环境及分布】喜欢干冷气候,耐寒性强。原产于美国东北部和东南部,中国东北、华北、西北及山东、安徽、江苏、河南、湖北、广西、四川等省区均有栽培。

【药用部位】叶子外用。

【性味】叶微苦,性凉。

【功效】具有祛湿消肿功效。主治痈肿、湿疹、烧烫伤。

➔ 斜茎黄耆 *Astragalus adsurgens* Pall.

【别名】直立黄芪、沙打旺。

【中药名】黄芪。

【生态环境及分布】生长在向阳山坡灌丛及林缘地带。分布于中国东北、华北、西北、西南地区。俄罗斯、蒙古国、日本、朝鲜和北美温带地区都有分布。

【药用部位】种子入药。

【性味】味甘,性温。

【功效】为强壮剂,治神经衰弱,又为优良牧草和保土植物。

➔ 扁茎黄芪 *Astragalus complanatus* R. ex Bge.

【别名】蔓黄芪、蔓黄耆、背扁黄耆、潼蒺藜、沙苑蒺藜。

【中药名】沙苑子。

【蒙药名】哈布他盖-好恩其日。

【生态环境及分布】生于山野、路旁;多栽培。分布于东北、华北、黄土高原地区。

【药用部位】种子入药。

【性味】性温，味甘。

【功效】用于肾虚腰痛、遗精早泄、白浊带下、小便余沥、眩晕目昏。

⊙ 膜荚黄芪 *Astragalus membranaceus* (Fisch.) Bunge

【别名】膜荚黄耆。

【中药名】铁芪。

【生态环境及分布】生于林缘、灌丛或疏林下，亦见于山坡草地或草甸中。分布于东北、华北及西北，全国各地多有栽培；俄罗斯有分布。

【药用部位】全草入药。

【性味】味苦，性凉。

【功效】补气升阳、益卫固表、利水消肿、托疮生肌。用于气虚乏力、食少便溏、中气下陷、久泻脱肛、便血崩漏、表虚自汗、气虚浮肿、痈疽难溃、久溃不敛、血虚萎黄、内热消渴；慢性肾炎蛋白尿、糖尿病。

⊙ 小叶锦鸡儿 *Caragana microphylla* Lam.

【别名】小叶锦鸡儿、锦鸡儿、柠条、牛筋条、雪里洼。

【中药名】小叶锦鸡儿。

【蒙药名】乌和日-哈日嘎纳。

【生态环境及分布】生长于草原、沙地及丘陵坡地。自然分布于东北，内蒙古、山西、山东、陕西、甘肃、宁夏，尤以陕西北部、内蒙古和山西西部分布比较集中，并有大面积栽植。青海、新疆引种栽培。蒙古国和俄罗斯也有分布。

【药用部位】根、花、茎及种子药用。

【性味】味微甘、涩，性寒。

【功效】具有滋阴、养血、通经、镇静的作用。干馏的油脂是治疗疥癣的特效药。

⊙ 甘草 *Glycyrrhiza uralensis* Fisch.

【别名】甜草根、红甘草、粉甘草、粉草、皮草、棒草。

【中药名】甘草。

【蒙药名】希和日-额不斯。

【生态环境及分布】生于干燥草原及向阳山坡。分布于东北、华北及陕西、甘肃、青海、新疆、山东等地区。

【药用部位】根和根茎。

【性味】味甘,性平。

【功效】根:清热解毒、润肺止咳、调和诸药等,根及根茎入蒙药止咳润肺、滋补、止吐、止咳、解毒等。

➲ 鸡眼草 *Kummerowia striata* (**Thunb.**) **Schindl.**

【别名】掐不齐、牛黄黄、公母草。

【中药名】鸡眼草。

【生态环境及分布】生长于海拔 500 m 以下的路旁、田边、溪旁、砂质地或缓山坡草地。分布于中国、朝鲜、日本和俄罗斯(西伯利亚);在中国分布于中国东北、华北、华东、中南、西南等地区。

【药用部位】为豆科植物鸡眼草的全草。

【性味】味甘、辛,性平。

【功效】全草供药用,有利尿通淋、解热止痢之效,全草煎水,可治风疹。

➲ 达乌里胡枝子 *Lespedeza davurica* (**Laxm.**) **Schindl.**

【别名】牤牛茶、牛枝子。

【中药名】达乌里胡枝子。

【蒙药名】呼日布格。

【生态环境及分布】生长在山坡、草地、路旁及沙质地上。分布于中国东北、华北经秦岭淮河以北至西南各省。朝鲜、日本、俄罗斯西伯利亚也有分布。

【药用部位】全草入药。

【功效】能解表散寒。主治感冒、发热。

➲ 多叶棘豆 *Oxytropis myriophylla* (**Pall.**) **DC.**

【别名】狐尾草棘豆、鸡翎草。

【中药名】多叶棘豆。

【蒙药名】那步其日哈嘎-奥日都扎。

【生态环境及分布】生于干燥山坡及沙质地。分布于我国内蒙古东部、俄罗斯（西伯利亚）也有分布。

【药用部位】全草、地上部分入蒙药。

【性味】味甘，性寒。

【功效】中药：治风热感冒、咽喉肿痛、痈疮肿毒、创伤、瘀血肿胀、各种出血。

蒙药：治瘟疫、丹毒、"发症"、腮腺炎、肠刺痛、脑刺痛、阵刺痛、麻疹、痛风、游痛症、创伤、抽筋、鼻出血、月经过多、吐血、咯血。

➔ 苦参 *Sophora flavescens* Scland.

【别名】苦参麻、山槐、地槐、野槐。

【中药名】苦参。

【蒙药名】道古勒-额布斯。

【生态环境及分布】生于沙地或向阳山坡草丛中及溪沟边。分布于全国各地。

【药用部位】根入药。

【功效】清热除湿、祛风杀虫、利尿。主治热痢便血、湿热疮毒、疥癣麻风、黄疸尿闭等症又能抑制多种皮肤真菌和杀灭阴道滴虫。

➔ 苦马豆 *Sphaerophysa salsula* (Pall.) DC.

【别名】羊卵蛋、羊尿泡。

【中药名】苦马豆。

【蒙药名】洪呼图-额布斯。

【生态环境及分布】生于海拔 300～600 m 的河边、沟旁、地埂、沙质土地和盐碱地上。分布于东北、华北、西北及河南等地。

【药用部位】全草、果入药。

【性味】味微苦，性平，小毒。

【功效】能利尿、止血。主治肾炎、肝硬化腹水，性肝炎浮肿、产后出血。

➔ 葫芦巴 *Trigonella foenum-graecum* L.

【别名】苦豆、香草、葫芦巴、胡巴、季豆、小木夏、香豆子、芸香草、苦草、苦朵菜、苜蓿。

【中药名】芦巴子。

【生长环境及分布】生于田间、路旁。分布于地中海东岸、中东、伊朗高原以至喜马拉雅地区。中国南北各地均有栽培,在西南、西北各地呈半野生状态。

【药用部位】种子入药。

【性味】味苦,性温。

【功效】温肾助阳,散寒止痛。

酢浆草科
Oxalidaceae

➡ **酢浆草** *Oxalis corniculata* **Linn.**

【别名】酸浆、三叶酸、酸母。

【中药名】酢浆草。

【蒙药名】呼其乐-额布苏。

【生态环境及分布】生于山坡草池、河谷沿岸、路边、田边、荒地或林下阴湿处等。中国广布,亚洲温带和亚热带、欧洲、地中海和北美皆有分布。

【药用部位】全草入药。

【性味】味苦,性寒,有小毒。

【功效】全草入药,有清热解毒、消肿散疾的效用,可治蛇虫咬螫伤,也可治尿血、尿路感染、黄疸型肝炎等。

牻牛儿苗科
Geraniaceae

➡ **牻牛儿苗** *Erodium stephanianum* **Willd.**

【别名】太阳花。

【中药名】老鹳草。

【蒙药名】曼久亥。

【生态环境及分布】生于山坡、干草甸子、河岸、沙质草原、沙丘、田间、路旁。分布于长江中下游以北的华北、东北、西北,四川西北和西藏。俄罗斯西伯利亚和远东、日本、蒙古国、哈萨克斯坦、中亚各国、阿富汗和克什米尔地区、尼泊尔亦广泛分布。

【药用部位】全草入药。

【性味】中药味苦、微辛,性平。蒙药味苦、微辛,性平、锐、腻、糙。

【功效】祛风湿、活血通络。止泻痢。主治风寒湿痹、筋骨疼痛、肌肉麻木、肠炎痢疾等。

➔ 老鹳草 Geranium wilfordii Maxim.

【别名】老鹳嘴、老鸦嘴、贯筋、老贯筋、老牛筋。

【中药名】老鹳草。

【蒙药名】西木德格来。

【生态环境及分布】生于草坡或沟边。分布于我国东北、华东及内蒙古、河南、湖南、四川、云南、贵州、陕西、甘肃、青海。

【药用部位】全草入药。

【性味】味苦、微辛,平。

【功效】祛风湿、通经络、止泻利。用于风湿痹痛,麻木拘挛,筋骨酸痛,泄泻痢疾。

亚麻科
Linaceae

➔ 野亚麻 *Linum stelleroides* Planch.

【别名】山胡麻、野胡麻、疗毒草、丁竹草。

【中药名】野亚麻。

【蒙药名】哲日立格-麻嘎领古。

【生态环境及分布】生于平坦沙地、固定沙丘、干燥山坡及草原上。分布于黑龙江、吉林、辽宁、内蒙古、河南、宁夏、甘肃、青海、江苏、广西北部等地。

【药用部位】全草入药。

【性味】味甘、性平。

【功效】种子供榨油,又可治便秘、皮肤瘙痒、荨麻疹等。鲜草外敷可治疗疮肿毒。

→ **亚麻 *Linum usitatissimum* L.**

【别名】胡麻。

【中药名】亚麻。

【蒙药名】麻嘎领古。

【生态环境及分布】我国大部分地区有栽培。分布于东北及内蒙古、山西、陕西、山东、湖北、湖南、广东、广西、四川、贵州、云南等地。

【药用部位】根、叶入药。

【性味】味辛、甘,性平。

【功效】种子润燥通便,养血祛风;根平肝,补虚,活血;茎叶祛风解毒,止血。

蒺藜科
Zygophyllceae

→ **蒺藜 *Tribulus terrestris* L.**

【别名】白蒺藜、名茨、旁通、屈人、止行、休羽、升推。

【中药名】蒺藜。

【蒙药名】伊曼-章古。

【生态环境及分布】生于田野、路旁及河边草丛、沙地、荒地、山坡、居民点附近。各地均产。主产于河南、河北、山东、安徽、江苏、四川、山西、陕西。

【药用部位】果实入药。

【性味】性微温,味辛、苦。

【功效】平肝解郁,活血祛风,明目,止痒。用于头痛眩晕,胸胁胀痛,乳闭乳痈,目赤翳障,风疹瘙痒。

芸香科
Rutaceae

→ **白鲜 *Dictamnus dasycarpus* Turcz.**

【别名】千金拔、八股牛、山牡丹、白膻、白羊鲜、白藓皮。

【中药名】白鲜皮。

【蒙药名】阿格查嘎海。

【生态环境及分布】分布于中国黑龙江、吉林、辽宁、内蒙古、河北、山东、河南、山西、宁夏、甘肃、陕西、新疆、安徽、江苏、江西(北部)、四川等省区。朝鲜、蒙古国、俄罗斯(远东)也有分布。生于丘陵土坡或平地灌木丛中或草地或疏林下,石灰岩山地亦常见。

【药用部位】根皮入药。

【性味】味苦,性寒。

【功效】祛风除湿、清热解毒、杀虫、止痒。治风湿性关节炎、外伤出血、荨麻疹等。

➡ **黄檗** *Phellodendron amurensr* **Rupr.**

【别名】黄菠萝、黄柏、关黄柏、黄伯栗。

【中药名】黄檗。

【蒙药名】好布鲁。

【生态环境及分布】多生于山地杂木林中或山区河谷沿岸。主产于东北和华北各省,河南、宁夏及安徽北部也有分布,内蒙古有少量栽种。朝鲜、日本、俄罗斯(远东)也有,也见于中亚和欧洲东部。

【药用部位】树皮入药。

【性味】味苦、性寒。

【功效】能清热解毒、泻火燥湿。主治痢疾、肠炎、黄疸、痿痹、淋浊、赤白带下;外用治烧烫伤、口疮、黄水疮。也作蒙药。

苦木科

Simaroubaceae

➡ **臭椿** *Ailanthus altissima* (**Mill.**) **Swingle in Journ.**

【别名】臭椿皮、大果臭椿。

【中药名】凤眼草。

【蒙药名】乌没黑-尼楚根-好布鲁。

【生态环境及分布】生于向阳山坡或灌丛中。分布于中国北部、东部及西南部，东南至台湾省。中国除黑龙江、吉林、新疆、青海、宁夏、海南外，各地均有分布。

【药用部位】树皮、根皮、果实入药。

【性味】味苦，性寒。

【功效】有清热利湿、收敛止痢等功效。

远志科
Polygalaceae

⊙ **远志** *Polygala tenuifolia* Willd.

【别名】蒌绕、蕀蒬、棘蒬、小草、细草、线儿茶、小草根、神砂草。

【中药名】远志。

【蒙药名】吉如很-其其格。

【生态环境及分布】生于草原、山坡草地、灌丛中以及杂木林下。产于东北、华北、西北和华中以及四川。分布于朝鲜、蒙古国和俄罗斯。

【药用部位】根入药。

【性味】味苦、辛，温。

【功效】能益智安神、开郁豁痰、消痈肿。主治惊悸健忘，失眠多梦，咳嗽痰多、支气管炎。根皮入蒙药。

⊙ **卵叶远志** *Polygala sibirica* L.

【别名】瓜子金、西伯利亚远志。

【中药名】卵叶远志。

【蒙药名】西比日-吉如很-其其格。

【生态环境及分布】生于山坡草地或田埂上。产于东北、华北、西北、华东、华中和西南地区。分布于朝鲜、日本、越南、菲律宾、巴布亚新几内亚和俄罗斯远东地区。

【药用部位】根入药。

【性味】辛、苦，性微温。

【功效】能益智安神、开郁豁痰、消痈肿。主治惊悸健忘、失眠多梦、咳嗽痰多、支气管炎。

大戟科

Euphorbiaceae

➡ 乳浆大戟 *Euphorbia esula* Linn.

【别名】猫儿眼、疤眼、猫眼花。

【中药名】猫眼草。

【蒙药名】查干-塔日努。

【生态环境及分布】生于路旁、杂草丛、山坡、林下、河沟边、荒山、沙丘及草地。广布于欧亚大陆，且归化于北美；在中国各地广泛分布（除海南、贵州、云南和西藏外）。

【药用部位】全株入药。

【性味】味苦、辛，性凉。

【功效】有祛寒、镇咳、平喘、拔毒止痒、利尿消肿之功。

➡ 狼毒大戟 *Euphorbia fischeriana* Steud.

【别名】狼毒、白狼毒、大猫眼草、猫眼根、山红萝根。

【中药名】狼毒。

【蒙药名】塔日努。

【生态环境及分布】生于森林草原及草原区石质山地向阳山坡。分布于蒙古国、俄罗斯（东西伯利亚）和中国；在中国分布于黑龙江、吉林、辽宁、内蒙古（东部）和山东（烟台、崂山）。

【药用部位】根入药。

【性味】性平，味辛。

【功效】能破积杀虫、除湿止痒。主治淋巴结结核、骨结核、皮肤结核、神经性皮炎、慢性支气管炎及各种疮毒等。根也作蒙药用。

➡ 地锦草 *Euphorbia humifusa* Willd.

【别名】铺地锦、铺地红、红头绳。

【中药名】地锦草。

【蒙药名】马拉盖音-扎拉-额布苏。

【生态环境及分布】生于田野、路旁、河滩及固定沙地。除广东、广西外,全国各地均产。

【药用部位】全草入药。

【性味】味辛,性平。

【功效】能清热利湿、凉血止血、解毒消肿。主治急性细菌性痢疾、肠炎、黄疸、小儿疳积、高血压、子宫出血、便血、尿血等。外用治创伤出血、跌打肿痛、疮疖、皮肤湿疹及毒蛇咬伤等。全草也作蒙药用。

→ **猫眼草 *Euphorbia esula* L.**

【别名】打碗棵、打盆打碗、猫眼棵、猫儿眼、肿手棵。

【中药名】猫眼草。

【生态环境及分布】生于山坡、山谷或河岸向阳处。分布于东北及内蒙古、河北、陕西、山东、江苏等地。

【药用部位】全草入药。

【性味】味苦,性微寒。

【功效】镇咳、祛痰、散结、逐水、拔毒、杀虫。主治痰饮咳喘、水肿、瘰疬、疥癣、无名肿毒。

卫矛科
Celastraceae

→ **南蛇藤 *Celastrus orbiculatus* Thunb.**

【别名】金银柳、金红树、过山风。

【中药名】南蛇藤。

【蒙药名】毛盖-奥日阳古。

【生态环境及分布】一般多野生于山地沟谷及林缘灌木丛中。分布于东北、华北、西北、华东及湖北、湖南、四川、贵州、云南。

【药用部位】根藤、果、叶入药。

【性味】味苦、辛,性微温。

【功效】根、藤:祛风活血、消肿止痛,用于风湿性关节炎,跌打损伤,腰腿痛,闭经。果:安神镇静,用于神经衰弱,心悸,失眠,健忘。叶:解毒、散瘀,用于跌打损伤,多发性疖肿毒蛇咬伤。

⊙ 桃叶卫矛 *Buonymus bungeanus* Maxim.

【别名】丝棉木、明开夜合、白杜。

【中药名】丝棉木。

【蒙药名】额莫根-查干。

【生态环境及分布】散生于落叶阔叶林区。亦见于较温暖的草原区南部山地。分布于我国东北、华北、华中及华东等地。朝鲜、日本也有。

【药用部位】根、茎皮、枝叶入药。

【性味】味苦、辛,性寒。

【功效】能祛风湿、止痛,主治风湿性关节炎。

槭树科

Aceraceae

⊙ 茶条槭 *Acer ginnala* Maxim.

【别名】黑枫。

【中药名】茶条槭。

【蒙药名】巴图-查干-毛都。

【生态环境及分布】常生于半阳坡、半阴坡和其他树种组成杂木林。分布于中国黑龙江、吉林、辽宁、内蒙古、河北、山西、河南、陕西、甘肃。蒙古国、俄罗斯西伯利亚东部、朝鲜和日本也有分布。

【药用部位】叶及芽入药。

【性味】味苦,性寒。

【功效】能清热明目。主治肝热目赤、昏花。

无患子科
Sapindaceae

⊙ **文冠果 *Xanthoceras sorbifolia* Bunge.**

【别名】协日-僧登、赫日音-陶来音-博热（通称）。

【中药名】文冠木。

【蒙药名】甚坉-毛都。

【生态环境及分布】生于山坡、沟谷间。

【药用部位】茎干、枝入药。

【性味】味涩、性凉。

【功效】燥协日乌素、清热、消肿、止痛。主治陶赖、赫如虎、热性协日乌素病、巴木病、癣、协日乌素病、皮肤瘙痒、脱发、浊热等症。

凤仙花科
Balsaminaceae

⊙ **凤仙花 *Impatiens balsamina* L.**

【别名】金凤花、灯盏花、好女儿花、指甲花、海莲花、指甲桃花、金童花、竹盏花。

【中药名】凤仙花。

【蒙药名】好木存-宝都格-其其格。

【生态环境及分布】药材主产于江苏、浙江、河北、安徽等地。全国南北各地均有栽培。

【药用部位】根、茎、花、种子入药。

【性味】味甘，性温。

【功效】祛风除湿、活血止痛、解毒杀虫。风湿肢体痿废、腰胁疼痛、妇女闭经腹痛、产后瘀血未尽、跌打损伤、骨折、痈疽疮毒、毒蛇咬伤、白带、鹅掌风、灰指甲。

鼠李科

Rhamnaceae

⊙ **鼠李 *Rhamnus davurica* Pall.**

【别名】老鸹眼。

【中药名】鼠李。

【蒙药名】牙西拉。

【生态环境及分布】生长于山坡林下,灌丛或林缘和沟边阴湿处。分布于黑龙江、吉林、辽宁、河北、山西。俄罗斯西伯利亚及远东地区、蒙古国和朝鲜也有分布。

【药用部位】果实入药。

【性味】味苦、甘,性凉。

【功效】具有清热利湿、消积通便之功效。用于水肿腹痛、疝瘕、瘰疬、疮疡、便秘。

⊙ **酸枣 *Ziziphus jujuba* Mill.var. *spinosa* (Bunge) Huex.F.Chow.**

【别名】小酸枣、山枣、棘。

【中药名】棘、棘子、野枣。

【蒙药名】哲日立格-查吧嘎。

【生态环境及分布】生长于山区、丘陵或平原、野生山坡、旷野或路旁。产于吉林、辽宁、河北、山东、山西、陕西、河南、甘肃、新疆、安徽、江苏、浙江、江西、福建、广东、广西、湖南、湖北、四川、云南、贵州。

【药用部位】种子及树皮、根皮入药。

【性味】味甘,性平。

【功效】具有补肝、宁心、敛汗、生津的功效。主治虚烦不眠、惊悸多梦、体虚多汗、津虚口渴等症。有镇定安神之功效,补肝胆、宁心敛汗的作用。

葡萄科

Vitaceae

➔ **乌头叶蛇葡萄 *Ampelopsis aconitifolia* Bunge.**

【别名】过山龙、草葡萄、狗葡萄和草血蔻。

【中药名】乌头叶蛇葡萄。

【蒙药名】额布苏立格-毛盖-乌吉母。

【生态环境及分布】多生于路边、沟边、山坡林下灌丛中、山坡石砾地及砂质地。分布于华北、西北。

【药用部位】根皮入药。

【性味】味涩、微辛,性平。

【功效】能散瘀消肿、祛腐生肌和接骨止痛。主治骨折跌打损伤、痈肿和风湿关节痛。

➔ **掌裂草葡萄 *Ampelopsis aconitifolia* Bunge var. *glabra* Dielset Gilg**

【别名】光叶草葡萄。

【中药名】乌头叶蛇葡萄。

【蒙药名】给拉格日-毛盖-乌吉母。

【生态环境及分布】分布于中国黑龙江、吉林、辽宁、内蒙古、宁夏、河北、山西、山东、甘肃、陕西和四川。生长于沟谷水边或山坡灌丛。

【药用部位】根皮入药。

【性味】味辛,性热。

【功效】具有散瘀消肿、祛腐生肌、接骨止痛、祛风湿的功效。主治跌打损伤、骨折、疮疖肿痛、风湿痹痛。

椴树科

Tiliaceae

➔ **紫椴 *Tilia amurensis* Rupr.**

【别名】阿穆尔椴、籽椴、小叶椴和椴树。

【中药名】紫椴。

【蒙药名】宝日-导木。

【生态环境及分布】散生于山地杂木林及山坡。分布于朝鲜和中国;在中国分布于黑龙江、吉林及辽宁。

【药用部位】花入药。

【性味】味辛,性凉。

【功效】能发汗、镇静及解热。

➡ 糠椴 _Tilia mandshurica_ Rupr. et Maxim.

【别名】大叶椴、菩提树。

【中药名】糠椴。

【蒙药名】希日-导木。

【生态环境及分布】见于山地杂木林中。产于东北各省及河北、内蒙古、山东和江苏北部。朝鲜及俄罗斯西伯利亚南部有分布。

【药用部位】花入药。

【性味】味苦,性温。

【功效】能发汗、镇静及解热。

➡ 蒙椴 _Tilia mongolica_ Maxim.

【别名】小叶椴。

【中药名】蒙椴。

【蒙药名】导木-毛都。

【生态环境及分布】散生于山地杂木林区及山坡。分布于中国内蒙古、河北、河南、山西及江宁西部。

【药用部位】花入药。

【性味】味苦,性温。

【功效】镇静、解热、滋补和祛风活血。

锦葵科

Malvaceae

⊙ **苘麻** *Abutilon theophrasti* Medic

【别名】青麻、白麻和车轮草。

【中药名】苘麻。

【蒙药名】黑衣麻-敖拉苏。

【生态环境及分布】常见于路旁、荒地和田野间。我国除青藏高原不产外,其他各地均产,东北各地也有栽培。

【药用部位】全草或叶入药。

【性味】味苦,性平。

【功效】能清热利湿、解毒和退翳,主治赤白痢疾、淋病涩痛、痈肿目翳。种子也入蒙药。

⊙ **蜀葵** *Althaea rosea* (Linn.) Cavan.

【别名】一丈红、大蜀季和戎葵。

【中药名】蜀葵花。

【蒙药名】哈鲁-其其格。

【生态环境及分布】原产于中国西南地区,在中国分布很广,华东、华中、华北和华南地区均有分布。

【药用部位】全草、花入药。

【性味】味甘、咸,性凉。

【功效】有清热止血、消肿解毒之功。治吐血、血崩等症。

⊙ **野西瓜苗** *Hibiscus trionum* L.

【别名】和尚头、香铃草。

【中药名】野西瓜苗。

【蒙药名】塔吉-诺高。

【生态环境及分布】中国各地均有分布,无论平原、山野、丘陵或田埂,处处均有生长,是常见的田间杂草。

【药用部位】根、全草及种子入药。

【性味】味甘,性寒。

【功效】全草能清热解毒、祛风除湿和止咳利尿。主治急性关节炎、感冒咳嗽、肠炎和痢疾;外用治烧伤、烫伤和疮毒。种子能润肺止咳、补肾,主治肺结核咳嗽、肾虚头晕和耳鸣耳聋。

⊙ 锦葵 *Malva sinensis* Cavan.

【别名】荆葵、钱葵小钱花、金钱紫花葵、小白淑气花。

【中药名】锦葵。

【蒙药名】额布乐吉乌日-其其格。

【生态环境及分布】中国南北各城市常见的栽培植物,偶有逸生。南自广东、广西,北至内蒙古、辽宁,东起台湾,西至新疆和西南各省区,均有分布。印度也有。

【药用部位】花、叶和茎入药。

【性味】味咸,性寒。

【功效】茎、叶、花具有清热利湿,理气通便。用于大便不畅,脐腹痛,瘰疬,带下病。

⊙ 冬葵 *Malva verticillata* var. *crispa* L.

【别名】苋葵、冬苋菜。

【中药名】冬葵。

【蒙药名】札木巴-其其格。

【生态环境及分布】生于田间、路旁、村边和山坡。我国西南及河北、甘肃、江西、湖北和湖南等地种植。

【药用部位】根、茎、叶及种子入药。

【性味】味甘,性寒。

【功效】能清热解毒、利尿、下乳和通便。

金丝桃科

Hypericaceae

➡ 长柱金丝桃 *Hypericum longistylum* Oliv.

【别名】黄海棠、红旱莲和金丝蝴蝶。

【中药名】金丝桃。

【蒙药名】陶日格-阿拉丹-车格其乌海

【生态环境及分布】见于森林及草原地区,生于林缘、山地草甸和灌丛中。分布于中国安徽、河南、湖北以及湖南。

【药用部位】全草入药。

【性味】微苦,性寒。

【功效】能凉血、止血和清热解毒。主治吐血、咯血、子宫出血、黄疸和肝炎等症。外用治创伤血、烧烫伤、湿疹、黄疸和黄水疮,捣烂或绞汁涂敷患处。种子泡酒,主治胃病、解毒、排脓。

➡ 乌腺金丝桃 *Hypericum attenuatum* Choisy.

【别名】野金丝桃、赶山鞭。

【中药名】乌腺金丝桃。

【蒙药名】宝拉其日海图-阿拉丹-车格其乌海。

【生态环境及分布】生于草原区山地、林缘、灌丛和草甸草原。

【药用部位】全草入药。

【性味】味苦、涩,性温。

【功效】能止血、镇痛、通乳。主治咯血、吐血、子宫出血、风湿关节痛、神经痛、跌打损伤、乳汁缺乏和乳腺炎。外用治创伤出血、痈疖肿毒。

柽柳科

Tamaricaceae

➡ 柽柳 *Tamarix chinensis* Lour.

【别名】中国柽柳、桧柽柳和华北柽柳。

【中药名】柽柳。

【蒙药名】苏海。

【生态环境及分布】生于湿润碱地、河岸冲积地及草原带的沙地。分布于辽宁、河北、河南、山东、江苏(北部)和安徽(北部)等省。

【药用部位】嫩枝叶入药。

【性味】味甘、辛,性平。

【功效】能疏风解表、透疹。主治麻疹不透、感冒、风湿关节痛和小便不利。外用治风疹瘙痒。枝条柔韧,可供编筐用。

堇菜科

Violaceae

⊙ 鸡腿堇菜 *Viola acuminata* Ledeb.

【别名】鸡腿菜。

【中药名】鸡腿堇菜。

【蒙药名】奥古特图-尼勒-其其格。

【生态环境及分布】生于杂木林林下、林缘、灌丛、山坡草地或溪谷湿地等处。分布于中国黑龙江、吉林、辽宁、内蒙古、河北、山西、陕西、甘肃、山东、江苏、安徽、浙江和河南。日本、朝鲜、俄罗斯东西伯利亚及远东地区也有分布。

【药用部位】全草入药。

【性味】味淡,性寒。

【功效】能清热解毒、消肿止痛。主治肺热咳嗽、跌打损伤和疮疖肿毒等。

⊙ 紫花地丁 *Viola yedoensis* Makino

【别名】辽堇菜。

【中药名】紫花地丁。

【蒙药名】宝日-尼勒-其其格。

【生态环境及分布】多生于庭园、田野、荒地、路旁、灌丛及林缘等处。

【药用部位】全草入药。

【性味】味苦,性寒。

【功效】能清热解毒、凉血和消肿。主治痈疽发背、疔疮瘰疬、无名肿毒、丹毒、乳腺炎、目赤肿痛、咽炎、黄疸型肝炎、肠炎和毒蛇咬伤等。全草也作蒙药。

瑞香科
Thymelaeaceae

➡ 狼毒 *Stellera chamaejasme* L.

【别名】断肠草、小狼毒、红火柴头花、棉大戟。

【中药名】狼毒。

【蒙药名】达伦-图茹。

【生态环境及分布】生于干燥而向阳的高山草坡、草坪或河滩台地。广泛分布于草原区。俄罗斯(西伯利亚)和中国北方各省区及西南地区。

【药用部位】根入药。

【性味】味辛,性平。

【功效】有大毒,能散结、逐水、止痛和杀虫。主治水气肿胀、淋巴结核和骨结核。外用治疥癣、瘙痒和顽固性皮炎。也作蒙药。

胡颓子科
Elaeagnaceae

➡ 中国沙棘 *Hippophae rhamnoides* Linn.

【别名】醋柳、酸刺和达日布。

【中药名】沙棘。

【蒙药名】其查日嘎纳。

【生态环境及分布】常生于山崎、谷地、干涸河床地或山坡,多砾石或砂质土壤或黄土上。分布于中国河北、内蒙古、山西、陕西、甘肃、青海以及四川西部。

【药用部位】果实入药。

【性味】味酸、涩,性温。

【功效】健脾消食、止咳祛痰、活血散瘀。用于脾虚食少、食积腹痛、咳嗽痰多、胸痹心痛、瘀血经闭和跌扑瘀肿。

千屈菜科
Lythraceae

➔ 千屈菜 *Lythrum salicaria* L.

【别名】对叶莲、鸡骨草、大钓鱼竿、乌鸡腿、对牙草、铁菱角、败毒草、蜈蚣草、水槟榔和水柳。

【中药名】千屈菜。

【蒙药名】西如音-其其格。

【生态环境及分布】生于河边、下湿地和沼泽。产于全中国各地,亦有栽培。分布于亚洲、欧洲、非洲的阿尔及利亚、北美和澳大利亚东南部。

【药用部位】全草入药。

【性味】味苦,性寒。

【功效】能清热解毒、凉血止血。主治肠炎、便血。外用治外伤出血。孕妇忌服。

菱　科
Trapaceae

➔ 丘角菱 *Trapa japonica* Flerow

【别名】菱角。

【中药名】丘角菱。

【蒙药名】奥存-章古。

【生态环境及分布】生于湖泊、旧河湾中。分布于俄罗斯、朝鲜、日本和中国;在中国分布于黑龙江、吉林、辽宁、内蒙古、河北、河南、山东、安徽、江苏、浙江、江西、福建、湖北、湖南、广东、广西、四川和云南等省区水域。

【药用部位】果实入药。

【性味】味甘,性凉。

【功效】中药:健脾、止泻和止渴。治脾虚泄泻、痢疾便血、胃脘痛、噎膈和消渴。

蒙药:补肾、强壮。治肾寒、腰痛、游痛症、阳痿、病后虚弱和滑精。

柳叶菜科

Onagraceae

⊙ **柳兰** *Epilobium angustifolium* L.

【别名】铁筷子、火烧兰和糯芋。

【中药名】柳兰。

【蒙药名】呼崩-奥日耐特。

【生态环境及分布】生于山地林缘、森林采伐迹地,有时在路旁或新翻动的土壤上形成占优势的小群落。主要产于黑龙江、吉林、内蒙古、河北、山西、宁夏、甘肃、青海、新疆、四川、云南和西藏。

【药用部位】全草或根状茎入药。

【性味】味苦,性平。

【功效】能调经活血、消肿止痛。主治月经不调、骨折和关节扭伤。

⊙ **水珠草** *Circaea lutetiana* L.

【别名】散积血。

【中药名】水珠草。

【蒙药名】其根-伊黑日-额布苏。

【生态环境及分布】生于寒温带落叶阔叶林及针阔混交林中。分布于东北及山东、江苏、安徽、浙江、河南、广西、四川和贵州等地。

【药用部位】全草入药。

【性味】味辛、苦,性平。

【功效】宣肺止咳、理气活血和利尿解毒。主治外感咳嗽、脘腹胀痛、痛经、月经不调、经闭、泄泻、水肿、淋痛、疮肿、瘰疬、癣痒和湿疣。

⊙ **柳叶菜** *Epelobium hirsutum* L.

【别名】水丁香、通经草、水兰花和菜籽灵。

【中药名】柳叶菜。

【蒙药名】呼崩朝日。

【生态环境及分布】生于河谷、溪流河床沙地或石砾地或沟边、湖边向阳湿处，也生于灌丛、荒坡和路旁，常成片生长。分布于东北、华北、中南、西南及陕西、新疆、浙江、江西、台湾和西藏等地。

【药用部位】花、根或带根全草入药。

【性味】味淡，性平。

【功效】清热消炎、调经止带、止痛。用于牙痛、急性结膜炎、咽喉炎、月经不调和白带过多。根：理气活血、止血。用于闭经、胃痛、食滞饱胀。根或带根全草：骨折、跌打损伤、疔疮痈肿和外伤出血。

杉叶藻科
Hippuridaceae

➔ 杉叶藻 *Hippuris vulgaris*.

【别名】秦扯。

【中药名】杉叶藻。

【蒙药名】嘎海音-色古乐-额布苏。

【生态环境及分布】生于浅水或河旁水草地上。分布于我国东北、西北、华北北部和西南。

【药用部位】全草入药。

【性味】味苦、微甘，性凉。

【功效】能镇咳、疏肝、凉血止血和养阴生津。主治烦渴、肺结核咳嗽、劳热骨蒸和肠胃炎等。全草也作蒙药用。

五加科
Araliaceae

➔ 短梗五加 *Acanthopanax sessilfliorus* Seem.

【别名】无梗五加、乌鸦子。

【中药名】短梗五加。

【蒙药名】好尼音-塔布拉嘎纳。

【生态环境及分布】生于森林或灌丛中。在中国分布于黑龙江(黑龙江、虎林、海林)、吉林(吉林市、安图、抚松)、辽宁(千山)、河北(兴隆、易县和小五台山)和山西(五台山)。

【药用部位】根皮入药。

【性味】味苦,性寒。

【功效】具有祛风化湿、活血化瘀和健胃利尿等功效。

伞形科

Umbelliferae

➡ 刺果峨参 *Anthriscus nemorosa* (M.Bieb.) Spreng.

【别名】东北峨参。

【中药名】刺果峨参。

【蒙药名】希日滚-哈希勒吉。

【生态环境及分布】生长在山坡草丛及林下。产于吉林、辽宁、河北、陕西、四川、内蒙古、甘肃、新疆、西藏。亚洲北部及欧洲东部也有分布。

【药用部位】根和叶入药。

【性味】味甘、淡,性平。

【功效】补中益气、祛痰止咳和消肿止痛。用于中气不足、脾胃虚弱所致体倦乏力及食少便溏等,肺虚咳嗽、跌打损伤和腰痛。

➡ 兴安白芷 *Angelica dahurica* (Fisch.)Benth.

【别名】大活、独活和走马芹。

【中药名】兴安白芷。

【生态环境及分布】多生于山谷、林下和沟边的草丛中。分布于内蒙古及新疆等地。

【药用部位】根入药。

【性味】味辛,性温。

【功效】能祛风散湿、发汗解表、排脓、生肌和止痛。主治风寒感冒、前额头痛、鼻窦炎、牙痛、痔漏便血、白带、痈疽肿毒和烧伤。

➔ **北柴胡** *Bupleurum chinense* DC.

【别名】柴胡、竹叶柴胡。

【中药名】柴胡。

【蒙药名】宝日车-额布苏。

【生态环境及分布】生长于向阳山坡路边、岸旁或草丛中。分布于中国东北、华北、西北、华东和华中各地。

【药用部位】根及茎入药。

【性味】味苦,性凉。

【功效】能解表和理、升阳和疏肝解郁。主治感冒、寒热往来、胸满、胁痛、疟疾、肝炎、胆道感染、胆囊炎、月经不调、子宫下垂和脱肛等。根及茎也作蒙药。

➔ **大叶柴胡** *Bupleurum longiradiatum* Turcz.

【中药名】大叶柴胡。

【蒙药名】淘木-宝日车-额布苏。

【生态环境及分布】生于山地林缘草甸、灌丛下。分布于中国内蒙古、甘肃、安徽、江西、浙江、吉林、黑龙江和辽宁等地。

【药用部位】全株入药。

【性味】味苦,性微寒。

【功效】能解表和理、升阳和疏肝解郁。主治感冒、寒热往来、胸满、胁痛、疟疾、肝炎、胆道感染、胆囊炎、月经不调、子宫下垂和脱肛等。根及茎也作蒙药。

➔ **兴安柴胡** *Bupleurum sibiricum* Vest.

【别名】西伯利亚柴胡。

【中药名】兴安柴胡。

【蒙药名】兴安乃-宝日车-额布苏。

【生态环境及分布】主要生于森林草原及山地草原,亦见于山地灌丛及林缘草甸。

【药用部位】根及全草入药。

【性味】味辛、苦,性微寒。

【功效】能解表和理、升阳、疏肝解郁。主治感冒、寒热往来、胸满、胁痛、疟疾、肝炎、胆道感染、胆囊炎、月经不调、子宫下垂和脱肛等。根及茎也作蒙药。

⊕ 葛缕子 *Carum carvi* L.
【别名】蒿、野胡萝卜。
【中药名】葛缕子。
【蒙药名】哈如木吉。
【生态环境及分布】生于林缘草甸、盐化草甸及田边路旁。中国分布于东北、华北、西北以及四川、西藏等地的路旁、草原或林缘。朝鲜、蒙古国也有分布。
【药用部位】全草及根入药。
【性味】味辛,性温。
【功效】能健胃、理气。主治胃痛、腹痛、小肠疝气。

⊕ 蛇床 *Cnidium monnieri*(L.)Cuss
【别名】蛇床子。
【中药名】蛇床。
【蒙药名】哈拉嘎拆。
【生态环境及分布】分布于中国华东、中南等地区,朝鲜、北美及其他欧洲国家亦有分布。生于田边、路旁、草地及河边湿地。
【药用部位】果实入药。
【性味】味辛、苦,性温。
【功效】能祛风、燥湿、杀虫止痒和补肾。主治阴痒带下、阴道滴虫、皮肤湿疹和阳痿。果实也入蒙药。

⊕ 宽叶羌活 *Notopterygium franchetii* H. de Boissieu
【别名】福氏羌活、岷羌活和大头羌。
【中药名】羌活。
【蒙药名】乌日根-那布其特-扎用。
【生态环境及分布】生于山坡林缘、灌丛、山沟溪边或疏林下。分布于中国山西、陕西、湖北、四川、内蒙古、甘肃和青海等省区。
【药用部位】根茎入药。

【性味】味辛、苦,性温。

【功效】能发表祛风、镇痛等。主治风寒感冒、风湿性关节痛。

⊙ 水芹 *Oenanthe javanica*(Blume)DC.

【别名】香芹、蒲芹、药芹菜、野芫荽、楚葵和水英。

【中药名】水芹。

【蒙药名】奥存-朝古日。

【生态环境及分布】喜生于低湿洼地或水沟中。分布于河南、江苏、浙江、安徽、江西、湖北、湖南、四川、广东、广西和台湾等地。

【药用部位】全草入药。

【性味】味甘、辛,性凉。

【功效】清热利湿、止血和降血压。用于感冒发热、呕吐腹泻、尿路感染、崩漏、白带、高血压、平肝降压、镇静安神利尿、抗癌防癌与养颜美容,促进食欲、保胃祛痰、降低血糖。

⊙ 石防风 *Peucedanum terebinthaceum*(Fisch.)Fisch. ex Turcz.

【别名】前胡。

【中药名】石防风。

【蒙药名】哈丹-疏古日根。

【生态环境及分布】生于山坡草地、林下、林缘及山地草丛中。分布于东北及内蒙古、河北、山东等地。

【药用部位】根入药。

【性味】味苦、辛,性微寒。

【功效】能止咳祛痰。主治感冒、咳嗽和支气管炎。

⊙ 防风 *Saposhnikovia divaricata*(Turcz.)Schischk.

【别名】铜芸、回云、回草、百枝和百种。

【中药名】防风。

【蒙药名】疏古日根。

【生态环境及分布】常为草原植被伴生种,也见于丘陵坡地、固定沙丘。主产于河北、黑龙江、四川、内蒙古等地。

【药用部位】根入药。

【性味】味辛、甘，性微温。

【功效】能发表、祛风胜湿、止痛。主治风寒感冒、头痛、周身尽痛、风湿痛、神经痛、破伤风、皮肤瘙痒。

➡ 破子草 *Torilis japonica* (Houtt.) DC. Prodr.

【别名】小窃衣。

【中药名】小窃衣。

【蒙药名】吉吉格-查嘎力格-朝古日。

【生态环境及分布】生于杂木林下、林缘、路旁、河边及溪边草丛中。常生长在河岸湿地、石砾荒原和岩石缝间。除黑龙江、内蒙古及新疆省区外，全国各地均产。分布于欧洲、北非及亚洲的温带地区。

【药用部位】全草或果实入药。

【性味】味苦、辛，性平。

【功效】活血消肿、收敛杀虫。用于慢性腹泻、蛔虫病、痈疮溃疡久不收口、阴道滴虫。

➡ 红瑞木 *Cornus alba* L.

【别名】凉子木、红瑞山茱萸。

【中药名】红瑞木。

【蒙药名】乌兰-塔日乃。

【生态环境及分布】生长于杂木林或针阔叶混交林中。分布于中国黑龙江、吉林、辽宁、内蒙古、河北、陕西、甘肃、青海、山东、江苏、江西等省区。朝鲜、俄罗斯及欧洲其他地区也有分布。

【药用部位】树皮、枝叶入药。

【性味】味苦、微涩，性寒。

【功效】具有清热解毒、止痢、止血之功效。主治湿热痢疾、肾炎、风湿关节痛、目赤肿痛、中耳炎、咯血、便血。

鹿蹄草科

Pyrolaceae

➔ 红花鹿蹄草 *Pyrola incarnata* Fisch.ex DC.

【别名】鹿寿草、鹿含草。

【中药名】鹿衔草。

【蒙药名】乌兰-宝给音-突古日爱。

【生态环境及分布】生于海拔 1 000～2 500 m 的针叶林、针阔叶混交林或阔叶林下,性喜阴湿。产于中国,分布于东北以及内蒙古、河北、山西、新疆等省区。朝鲜、蒙古国、俄罗斯、日本也有分布。

【药用部位】全草入药。

【性味】味苦,性温。

【功效】有祛风湿、强筋骨、解毒、止血等功效。

杜鹃花科

Ericaceae

➔ 兴安杜鹃 *Rhododendron dauricum* L.

【别名】达乌里杜鹃。

【中药名】满山红。

【蒙药名】特日乐吉。

【生态环境及分布】生于山地落叶松林、桦木林下或林缘。分布于中国黑龙江、内蒙古、吉林以及辽宁东部山区和小兴安岭山区。蒙古国、日本、朝鲜、俄罗斯也有分布。

【药用部位】叶入药

【性味】味苦,性寒。

【功效】止咳祛痰。主治急慢性支气管炎。

报春花科

Primulaceae

⟳ 东北点地梅 *Androsace filiformis* **Retz.**

【别名】丝点地梅。

【中药名】东北点地梅。

【蒙药名】那林-达邻-套布其。

【生态环境及分布】生于潮湿草地、林下或水沟边。分布于东北、内蒙古和新疆北部。

【药用部位】全草入药。

【性味】味苦、辛,性寒。

【功效】中药:能清凉解毒、消肿止痛。主治扁桃体炎、咽喉炎、口腔炎、急性结膜炎、跌打损伤。

蒙药:清热解毒、消炎止痛。主治咽喉炎、扁桃体炎、口腔炎、急性结膜炎、偏头痛、牙痛、跌打损伤。

⟳ 北点地梅 *Androsace septentrionalis* **L.**

【别名】雪山点地梅。

【中药名】北方点地梅。

【蒙药名】塔拉音-达邻-套布其。

【生态环境及分布】散生于草甸草原、砾石质草原、山地草甸、林缘及沟谷中。一般分布于我国东北、西北,内蒙古、西藏。蒙古国、朝鲜、俄罗斯、欧洲及北美也有。

【药用部位】全草入药。

【性味】味苦、辛,性寒。

【功效】中药:能消肿愈创、解毒。主治疔痛、创伤、热性黄水病。

蒙药:治跌扑损伤、骨蒸痨热、关节疼痛、病后体虚。

⟳ 点地梅 *Androsace umbellata* (**Lour.**) **Merr.**

【别名】喉咙草、铜钱草。

【中药名】点地梅。

【蒙药名】达邻-套布其。

【生态环境及分布】生于山地林下、林缘、灌丛、草甸。产于东北、华北和秦岭以南各省区。朝鲜、日本、菲律宾、越南、缅甸、印度均有分布。

【药用部位】全草入药。

【性味】味苦、辛,性微寒。

【功效】中药:能清热解毒、消肿止痛。主治扁桃体炎、咽喉炎、口腔炎、急性结膜炎、跌打损伤。

蒙药:治跌扑损伤、骨蒸痨热、关节疼痛、病后体虚。

➡ 狼尾草 *Pennisetum alopecuroides*（L.）Spreng.

【别名】重穗珍珠菜。

【中药名】狼尾草。

【蒙药名】侵娃音-苏乐。

【生态环境及分布】生于草甸、沙地、山地灌丛及路旁。中国自东北、华北经华东、中南及西南各省区均有分布。日本、印度、朝鲜、缅甸、巴基斯坦、越南、菲律宾、马来西亚以及大洋洲和非洲也有分布。

【药用部位】全草入药。

【性味】味甘,性平。

【功效】中药:用于小儿疳积、风疹、牙痛。

蒙药:能活血调经、散瘀消肿、利尿,主治月经不调、白带、小便不利、跌打损伤、痈疮肿毒。

➡ 黄莲花 *Lysimachia davurica* Ledeb.

【别名】美国莲花。

【中药名】黄莲花。

【蒙药名】兴安奈-侵娃音-苏乐。

【生态环境及分布】生于草甸、灌丛及林缘。分布于华北以及辽宁、吉林、黑龙江、山东、江苏、浙江、湖北、四川、云南等省。

【药用部位】带根全草入药。

【性味】味苦、涩,性平。

【功效】中药:治高血压,对睡(失)眠有良好效果。

蒙药:能镇静、降压。主治高血压、失眠。

⟳ 粉报春 *Primula farinosa* L.

【别名】黄报春、红花粉叶报春。

【中药名】西藏粉报春。

【蒙药名】嫩得格特-乌兰-哈布日西乐-其其格。

【生态环境及分布】生长于低湿草地、沼泽化草甸和沟谷灌丛中。产于中国吉林长白山地区。也分布于蒙古国、俄罗斯和欧洲。

【药用部位】全草入药。

【性味】味苦,性寒。

【功效】中药:具有解毒疗疮的功效。用于疮痈、创伤、热性湿毒。

蒙药:能消肿愈创、解毒。主治疮痈、创伤、热性黄水病,多外用。

⟳ 段报春 *Primula maximowiczii* Regel.

【别名】胭脂花。

【中药名】段报春。

【蒙药名】套日格-哈布日希乐-其其格。

【生态环境及分布】生于林缘草甸、灌丛下山地草甸、沟谷草甸。产于呼伦贝尔盟、兴安盟北部、赤峰市、锡林郭勒盟东部。产量较多。分布在兴安北部及南部、岭西、燕山北部和中国吉林、河北、山西、陕西、甘肃、青海。

【药用部位】全草入药。

【性味】味苦,性寒。

【功效】中药:治咽喉肿痛、痈疮肿毒、肝火头痛、关节疼痛。

蒙药:治癫痫、头痛、中风。

白花丹科
Plumbaginaceae

➔ 黄花补血草 *Limonium aureum* (L.) Hill.
【别名】黄花苍蝇架。

【中药名】黄花补血草。

【蒙药名】希日-义拉干-其其格。

【生态环境及分布】见于平原和山坡下部,生于土质含盐的砾石滩、黄土坡和砂土地上。分布于俄罗斯、蒙古国和中国;中国东北(西部)、华北(北部)和西北各省区多见,在四川西北部(甘孜)也发现有分布。

【药用部位】以花入药。

【性味】味淡,性凉。

【功效】中药:有止痛、消炎、补血之功能。用于神经痛、月经量少、耳鸣、乳汁不足、感冒。外用治牙痛及疮疖痈肿。

➔ 二色补血草 *Limonium bicolor* (Bag) Kuntze
【别名】苍蝇架、落蝇子花。

【中药名】二色补血草。

【蒙药名】义拉干-其其格。

【生态环境及分布】散生于草原、草甸草原及山地,能适应沙质土、沙砾质土及轻度盐化土壤,也偶见于旱化的草甸群落中。分布于中国辽宁、陕西等地。

【药用部位】带根全草入药。

【性味】味甘、微苦,性微温。

【功效】中药:能活血、止血、温中健脾、滋补强壮。主治月经不调、功能性子宫出血、痔疮出血、胃溃荡、诸虚体弱。

木犀科

Oleaceae

⊙ 花曲柳 *Fraxinus rhynchophylla* Hance

【别名】大叶白蜡树。

【中药名】秦皮。

【蒙药名】摸和特。

【生态环境及分布】生于山坡、河岸、路旁,海拔 1 500 m 以下。分布于东北和黄河流域各省。俄罗斯、朝鲜也有分布。

【药用部位】干燥枝皮或干皮入药。

【性味】味苦、涩,性寒。

【功效】清热燥湿、收涩止痢、止带、明目。

⊙ 东北连翘 *Forsythio mandshurica* Uyeki.

【别名】黄绶丹。

【中药名】连翘。

【蒙药名】希日-苏日-苏灵嘎-其其格。

【生态环境及分布】生长于山坡上。分布于中国辽宁鸡冠山,沈阳也有引种栽培。

【药用部位】茎、叶、果实、根入药。

【性味】味苦,性凉。

【功效】中药:清热、解毒、散结、消肿。治温热、丹毒、斑疹、痈疡肿毒、瘰疬、小便淋闭。

蒙药:清热解毒、消肿散结。主要用于治疗热病心烦、丹毒、痈肿、脓疱疮、瘰疬等症。

⊙ 紫丁香 *Syringa oblata* Lindl.

【别名】丁香、华北紫丁香、百结、情客、龙梢子。

【中药名】紫丁香。

【蒙药名】高力得-宝日。

【生态环境及分布】生于山坡丛林、山沟溪边、山谷路旁及滩地水边。分布以秦岭为中心,北到黑龙江、吉林、辽宁、内蒙古、河北、山东、陕西、甘肃、四川,朝鲜也有,南到云南和西藏均有。广泛栽培于世界各温带地区。产于东北、华北、西北(除新疆)以至西南达四川西北部(松潘、南坪)。

【药用部位】叶入药。

【性味】味苦,性寒。

【功效】中药:清热、解毒、利湿、退黄。

蒙药:有清热燥湿的作用,民间多用于止泻。

龙胆科

Gentianaceae

⊙ 达乌里秦艽 *Gentiana dahurica* Fisch.

【别名】小秦艽、达乌里龙胆。

【中药名】秦艽。

【蒙药名】呼和棒杖。

【生态环境及分布】生长于田边、路旁、河滩、湖边沙地、水沟边、向阳山坡及干草原等地。分布于中国、俄罗斯和蒙古国;在中国分布于四川北部及西北部、西北、华北、东北等地区。

【药用部位】根、花入药。

【性味】味苦,性寒。

【功效】中药:祛风湿、退虚热、止痛,主治风湿性关节炎、低热、小儿疳积发热。

蒙药:能清肺、止咳解毒,主治肺热咳嗽、支气管炎、天花、咽喉肿痛。

⊙ 秦艽 *Gentiana macrophylla* Pall.

【别名】大叶龙胆、萝卜艽、西秦艽。

【中药名】秦艽。

【蒙药名】呼和基力吉。

【生态环境及分布】生于河滩、路旁、水沟边、山坡草地、草甸、林下及林缘。分布于中国、俄罗斯及蒙古国；在中国分布于新疆、宁夏、陕西、山西、河北、内蒙古及东北地区。

【药用部位】根、花入药。

【性味】味辛、苦，性平。

【功效】中药：祛风湿、退虚热、止痛。主治风湿性关节炎、低热、小儿疳积发热。

蒙药：能清热、消炎。主治热性黄水病、炭疽、扁桃腺炎。

→ **扁蕾** *Gentianopsis barbata* (Froel.) Ma.

【别名】剪割龙胆。

【中药名】扁蕾。

【蒙药名】特木日-地格达。

【生态环境及分布】生于水沟边、山坡草地、林下、灌丛中、沙丘边缘。分布于中国西南、西北、华北、东北等地区及湖北西部。

【药用部位】全草入药。

【性味】味苦，性寒。

【功效】中药：清热解毒、消肿。治传染性热病、外伤肿痛、肝胆湿热。

蒙药：能清热、利胆、退黄。主治肝炎、胆囊炎、头痛、发烧。

→ **花锚** *Halenia corniculata* (L.) Cornaz

【别名】西伯利亚花锚。

【中药名】花锚。

【蒙药名】希给-地格达。

【生态环境及分布】生于山地林缘及低湿草甸。分布于中国陕西、山西、河北、内蒙古、辽宁、吉林、黑龙江。俄罗斯、蒙古国、朝鲜、日本以及加拿大也有分布。

【药用部位】全草入药。

【性味】味甘、苦，性寒。

【功效】中药：能清热解毒、凉血止血。主治肝炎、脉管炎、外伤感染发烧、外伤出血。

蒙药：同中药相同。

➔ **肋柱花** *Lomatogonium rotatum*（L.）Fries ex Nym

【别名】加地侧蕊。

【中药名】肋柱花。

【蒙药名】哈比日-其其格-地格达。

【生态环境及分布】生于山坡草地、灌丛草甸、河滩草地、高山草甸。分布于东北、华北、西北至西南等地。

【药用部位】全草入药。

【性味】味苦,性寒。

【功效】中药:清热利湿、解毒。主黄肝型肝炎、外感头痛发热。

　蒙药:能清热、利湿。主治黄疸、发热、头痛、肝炎。

➔ **獐牙菜** *Swertia bimaculata*（Sieb. et Zucc.）**Hook.f.et Thoms. ex C.B.Clarke**

【别名】当药、方茎牙痛草、凉荞、绿茎牙痛草、双斑獐牙菜、大车前、水红菜、翳子草、黑节苦草、黑药黄、走胆草、紫花青叶胆。

【中药名】獐牙菜。

【蒙药名】吉斯-地格达。

【生态环境及分布】生于河滩、山坡草地、林下、灌丛中、沼泽地。分布于中国西藏、云南、贵州、四川、甘肃、陕西、山西、河北、河南、湖北、湖南、江西、安徽、江苏、浙江、福建、广东、广西。印度、尼泊尔、不丹、缅甸、越南、马来西亚、日本也有分布。

【药用部位】全草入药。

【性味】味苦,性寒。

【功效】中药:清热、健胃、利湿。治消化不良、胃炎、黄疸、火眼、牙痛、口疮。

　蒙药:主治消化不良、急性骨髓炎、急性黄疸型肝炎、菌痢、结膜炎、咽喉炎、烫伤、风火牙痛、热淋、胆囊炎。

夹竹桃科

Apocynaceae

➔ **罗布麻** *Apocynum venetum* L.

【别名】茶叶花、野麻、红麻。

【中药名】罗布麻叶。

【蒙药名】老布-奥鲁苏。

【生态环境及分布】直立半灌木或草本,耐盐中生植物。生于沙漠边缘、河漫滩、湖泊周围盐碱地、沟谷及河岸沙地等。在中国淮河、秦岭、昆仑山以北各省(自治区)都有分布。

【药用部位】叶入药。

【性味】味甘、苦,性凉。

【功效】中药:平肝安神、清热利水。用于肝阳眩晕、心悸失眠、浮肿尿少、高血压、神经衰弱、肾炎浮肿。

蒙药:能清热利水、平肝安神。主治高血压、头晕、心悸、失眠。

萝藦科

Asclepiadaceae

➡ 白薇 *Cynanchum atratum* Bunge.

【别名】薇草、知微老、老瓜瓢根、山烟根子、百荡草、白马薇、白前、老君须。

【中药名】白薇。

【蒙药名】伊麻干-呼和。

【生态环境及分布】生于山地,全国大部分地区有分布。产于黑龙江、吉林、辽宁、山东、河北、河南、陕西、山西、四川、贵州、云南、广西、广东、湖南、湖北、福建、江西、江苏等省区,西自云南西北向东北方向,经陕西、河北直到黑龙江边,南约至北回归线以北地区,东至沿海各省均有分布。朝鲜和日本也有分布。

【药用部位】根及部分根茎入药。

【性味】味苦、咸,性寒。

【功效】中药:有除虚烦、清热散肿、生肌止痛之效。可治产后虚烦呕逆、小便淋沥、肾炎、尿路感染、水肿、支气管炎和风湿性腰腿痛等。

蒙药:根及根茎用于阴虚发热、肺热咳血、血虚昏厥、热淋、小便涩痛、风湿关节疼痛。

➡ 白首乌 *Cynanchum burgei* Decne.

【别名】白人参、泰山何首乌、何首乌、地葫芦、山葫芦。

【中药名】白首乌。

【蒙药名】伊日贵。

【生态环境及分布】野生于山林间，常缠绕其他植物而上升。分布于华东、中南及河北、陕西、甘肃、台湾、四川、贵州、云南、辽宁、内蒙古、河北、山西、陕西、甘肃、山东、河南、安徽、江苏等地。山东、江苏、安徽定远有栽培。

【药用部位】块根入药。

【性味】味苦、甘、涩，性微温。

【功效】中药：滋补肝肾、强壮身体、养血补血、乌须黑发、收敛精气、生肌敛疮、润肠通便。治久病虚弱、慢性风痹、腰膝酸软、贫血、肠出血、须发早白、神经衰弱、阴虚久疟、溃疡久不收口、老人便秘。

蒙药：治食积、"希日乌素"症、黄水疮、淋巴结核。

➡ 鹅绒藤 *Cynanchum chinensis* R.Br.

【别名】羊奶角角、牛皮消、软毛牛皮消、祖马花、趋姐姐叶、老牛肿。

【中药名】鹅绒藤。

【蒙药名】哲乐特-特木根-呼呼。

【生态环境及分布】生于沙地、河滩地、田埂。分布于辽宁、内蒙古、河北、山西、陕西、宁夏、甘肃、山东、江苏、浙江、河南等地。

【药用部位】根及茎的乳汁入药。

【性味】味苦，性寒。

【功效】中药：清热解毒，消积健胃，利水消肿。

蒙药：根能祛风解毒、健胃止痛。主治小儿食积；茎乳汁外敷可治性疣赘。

➡ 徐长卿 *Cynanchum paniculatum* (Bunge) Kitagawa

【别名】了刁竹、土细辛。

【中药名】徐长卿。

【蒙药名】那林-好同和日。

【生态环境及分布】生于石质山地及丘陵的阳坡，多散生于草甸草原及灌丛中。分布于黑龙江、吉林、辽宁、河北、河南、山东、内蒙古、江苏、浙江、江西、福建、湖北、湖南、广东、广西、陕西、甘肃、四川、贵州、云南等省区。

【药用部位】根和根茎入药。

【性味】味辛,性温。

【功效】中药:用于风湿痹痛、腰痛、跌打损伤疼痛、脘腹痛、牙痛等各种痛症。

蒙药:能解毒消肿、通经活络、止痛。治风湿关节痛、腰痛、牙痛、胃痛、痛经、毒蛇咬伤、跌打损伤。外用治神经性皮炎、荨麻疹、带状疱疹。

➔ 地梢瓜 *Cynanchum thesioides* (Freyn) K. Schum.

【别名】地梢花、野生雀瓢、女青、羊角、奶瓜。

【中药名】地梢瓜。

【蒙药名】特木根-呼呼。

【生态环境及分布】生于草原、丘陵坡地、沙丘,撂荒地、田埂。分布于中国、朝鲜、蒙古国和俄罗斯;在中国分布于黑龙江、吉林、辽宁、内蒙古、河北、河南、山东、山西、陕西、甘肃、新疆和江苏等省区。

【药用部位】带果实的全草入药。

【性味】味甘,性凉。

【功效】中药:主治虚火上炎、咽喉疼痛、气阴不足、神疲健忘、虚烦口渴、头昏失眠、产后体虚、乳汁不足。

蒙药:能益气、通乳、清热降火、消炎止痛、生津止渴。主治乳汁不通、气血两虚、咽喉疼痛。外用治瘊子。

➔ 萝藦 *Metaplexis japonica* (Thunb.) Makino

【别名】芄兰、斫合子、白环藤、羊婆奶、婆婆针落线包、羊角、天浆壳。

【中药名】萝藦。

【蒙药名】阿古乐朱日-吉米斯。

【生态环境及分布】生长于林边荒地、山脚、河边、路旁灌木丛中。分布于日本、朝鲜、俄罗斯和中国;在中国分布于东北、华北、华东和甘肃、陕西、贵州、河南和湖北等省区。

【药用部位】全株、根、果、茎叶入药。

【性味】味甘、辛,性平。

【功效】中药:主治跌损劳伤、阳痿、遗精白带、乳汁不足、丹毒、瘰疬、疔疮、蛇咬伤。

蒙药:全株可药用。果可治劳伤;根可治跌打损伤;茎叶可治小儿疳积等。

➡ 杠柳 *Periploca sepium* Bunge

【别名】北五加皮、羊奶子、羊奶条。

【中药名】香加皮。

【蒙药名】义马干-额布日。

【生态环境及分布】生长于干旱山坡、沟边、固定沙地、灌丛中、河边、河边沙地、河谷阶地、河滩、荒地、黄土丘陵、林缘、林中、路边、平原、丘陵林缘、沙质地、山谷、山坡、田边、固定或半固定沙丘。主要分布在西北、东北、华北地区及河南、四川、江苏等省区。

【药用部位】根、皮入药。

【性味】味苦、辛,性温。

【功效】中药:用于治疗下肢浮肿、心悸气短、风寒湿痹、腰膝酸软。

蒙药:能去风湿、强筋骨、强心。主治风寒湿痹、关节炎、腰膝酸软、轻度心力衰竭、心慌、气短、脚肿。

旋花科

Convolvulaceae

➡ 打碗花 *Calystegia hederacea* Wall. ex Roxb.

【别名】小旋花。

【中药名】打碗花。

【蒙药名】阿牙根-其其格。

【生态环境及分布】常见杂草,生于耕地、撂荒地和路旁,在溪边或潮湿生境中生长最好,并可能聚生成丛。分布于东非的埃塞俄比亚,亚洲南部、东部以至马来西亚,中国各地均有分布。

【药用部位】根茎及花入药。

【性味】味甘、淡,性平。

【功效】中药:根状茎:健脾益气、利尿、调经、止带;用于脾虚消化不良、月经不调、白带、乳汁稀少。花：止痛；外用治牙痛。

　　蒙药：根茎能健脾益气、利尿、调经活血。主治脾虚消化不良、月经不调、白带、乳汁稀少，促进骨折和伤口的愈合；花外用治牙痛。

　　⊙ **田旋花 *Convolvulus arvensis* L.**
　　【别名】小旋花、中国旋花、箭叶旋花、野牵牛、拉拉菀。
　　【中药名】田旋花。
　　【蒙药名】塔拉音-色得日根讷。
　　【生态环境及分布】生于耕地及荒坡草地上。分布于中国吉林、黑龙江、辽宁、河北、河南、山东、山西、陕西、甘肃、宁夏、新疆、内蒙古、江苏、四川、青海、西藏等省区；广布于两半球温带，在亚热带及热带地区有稀少分布。
　　【药用部位】全草、花和根入药。
　　【性味】味辛，性温。
　　【功效】中药：主治风湿痹痛、牙痛、神经性皮炎。
　　蒙药：能活血调经、止痒、祛风。全草主治神经性皮炎；花主治牙痛；根主治风湿。

　　⊙ **菟丝子 *Cuscuta chinensis* Lam.**
　　【别名】禅真、豆寄生、豆阎王、黄丝、黄丝藤、金丝藤。
　　【中药名】菟丝子。
　　【蒙药名】希日-奥日义羊古。
　　【生态环境及分布】寄生于草本植物上，多寄生在豆科植物上。分布于中国及伊朗、阿富汗、日本、朝鲜、斯里兰卡、马达加斯加、澳大利亚。
　　【药用部位】种子入药。
　　【性味】味辛、甘，性平。
　　【功效】中药：有补益肝肾、固精缩尿、安胎、明目、止泻的功效；外用消风祛斑。
　　蒙药：能补阳肝肾、益精明目、安胎。主治腰膝酸软、阳痿、遗精、头晕、目眩、视力减退、胎动不安。
　　入蒙药能清热解毒、止咳。主治肺炎、肝炎、中毒性发烧。

紫草科
Boraginaceae

➡ 石生齿缘草 *Eritrichium rupestre*（Pall.）Bunge
【别名】蓝梅。

【中药名】石生齿缘草。

【蒙药名】哈但奈-巴特哈。

【生态环境及分布】生于山地草原、砾石质草原、山地砾石质坡地,也可进入亚高山带。分布于锡林郭勒、阴山、贺兰山;我国河北、山西、宁夏、甘肃等地;蒙古国和俄罗斯也有分布。

【药用部位】带花全草入药。

【性味】苦甘,性寒。

【功效】中药:清温解热。治感冒温热病、脉管炎。

蒙药:能清温解热。治发烧、流感、瘟疫。

➡ 紫草 *Lithospermum erythrorhizon* Sieb. et Zucc.
【别名】硬紫草、软紫草。

【中药名】紫草。

【蒙药名】巴力木格。

【生态环境及分布】分布于朝鲜、日本和中国;在中国分布于辽宁、河北、山东、山西、河南、江西、湖南、湖北、贵州、四川,广西北部、陕西至甘肃东南部。生长于山坡草地。

【药用部位】根入药。

【性味】味甘、咸,性寒。

【功效】中药:能清热、凉血、透疹、化斑、解毒。主治发斑发疹、肝炎、痈肿、烫火伤、湿疹、冻疮、大便燥结。

蒙药:能止血、清热、透疹。主治肾炎、急性膀胱炎、尿道炎、肺热咳嗽、肺脓、各种出血、血尿、淋病、麻疹。

➡ 附地菜 *Trigonotis peduncularis*（Trev.）Benth. ex Baker et Moore

【别名】鸡肠、鸡肠草、地胡椒、雀扑拉。

【中药名】附地菜。

【蒙药名】特木根-好古来。

【生态环境及分布】生于田野、路旁、荒草地或丘陵林缘、灌木林间。产于东北以及西藏、云南、广西（北部）、江西、福建至新疆、甘肃、内蒙古、山东等省区。

【药用部位】全草入药。

【性味】味甘、辛，性温。

【功效】中药：有温中健胃、消肿止痛、止血的功效。用于胃痛、吐酸、吐血；外用治跌打损伤、骨折。

蒙药：能清热、消炎、止痛止痢。主治热毒疮疡、赤白痢疾、跌打。

唇形科
Labiatae

➡ 藿香 *Agastache rugosa*（Fisch. et Mey.）O. Ktze.

【别名】合香、苍告、山茴香。

【中药名】藿香。

【蒙药名】昆都桑布。

【生态环境及分布】生于林中、林缘、高山草甸及山坡荒地采蜜植物。中国各地分布广泛，俄罗斯、朝鲜、日本及北美洲也有分布。

【药用部位】全草入药。

【性味】味辛，性温。

【功效】中药：具有治疗夏季感冒、发热、中暑、急性胃炎、胸闷、口臭、小便不利之功效。

蒙药：全草治胃病、疮疥、梅毒性喉炎，并能驱虫。

➡ 风轮菜 *Clinopodium chinense*（Benth.）O.Ktze.

【别名】蜂窝草、节节草、苦地胆、熊胆草、九层塔、落地梅花、九塔草。

【中药名】风轮菜。

【蒙药名】道归-其其格。

【生态环境及分布】生于山坡、草丛、路边、沟边、灌丛、林下。产于山东、浙江、江苏、安徽、江西、福建、台湾、湖南、湖北、广东、广西及云南东北部(未见标本);日本也有分布。

【药用部位】嫩叶、开花枝端入药。

【性味】味辛、苦,性凉。

【功效】中药:有疏风清热、解毒消肿、止血的功效。主治感冒发热、中暑、咽喉肿痛、白喉、急性胆囊炎、肝炎、肠炎、痢疾、乳腺炎、疗疮肿毒、过敏性皮炎、急性结膜炎、尿血、崩漏、牙龈出血、外伤出血。

蒙药:同中药。

活血丹 *Glechoma longituba* (Nakai) Kupr

【别名】金钱艾、也蹄草、透骨消、透骨风、过墙风、甾骨风、蛮子草、胡薄荷、穿墙草、团经药、风草、肺风草、马蹄筋骨草、破铜钱、对叶金钱草、疳取草、钻地风、接骨消等。

【中药名】活血丹。

【生态环境及分布】生于林缘、疏林下、草地中、溪边等阴湿处。除青海、甘肃、新疆及西藏外,全国各地均有分布。俄罗斯、朝鲜也有分布。

【药用部位】全草入药。

【性味】味苦、辛,性凉。

【功效】中药:具有利湿通淋、清热解毒、散瘀消肿之功效。主治热淋、石淋、湿热黄疸、疮痈肿痛、跌打损伤。

夏至草 *Lagopsis supina* (Steph.ex Willd) Ik.-Gal. ex Knorr.

【别名】小益母草。

【中药名】夏至草。

【蒙药名】查干西莫体格。

【生态环境及分布】多生于田野、撂荒地及路旁,为农田杂草,常在撂荒地上形成小群聚。产于黑龙江、吉林、辽宁、内蒙古、河北、河南、山西、山东、浙江、江苏、安徽、湖北、陕西、甘肃、新疆、青海、四川、贵州、云南等地。俄罗斯西伯利亚,朝鲜也有分布。

【药用部位】全草入药。

【性味】味辛、微苦,性寒。

【功效】中药:主治月经不调、产后瘀滞腹痛、血虚头昏、半身不遂、跌打损伤、水肿、小便不利、目赤肿痛、疮痈、冻疮、牙痛、皮疹瘙痒。

蒙药:能养血调经。主治贫血性头晕、半身不遂、月经不调。

⊙ **细叶益母草 *Leonurus sibiricus* L.**

【别名】益母草、龙昌菜。

【中药名】益母草。

【蒙药名】都日本-吉额布苏-乌布其干。

【生态环境及分布】生长于石质及砂质草地上及松林中。分布于朝鲜、日本、俄罗斯、蒙古国、中国、美洲和非洲;在中国分布于陕西北部、河北北部,山西、内蒙古、黑龙江、吉林、辽宁等地。

【药用部位】全草入药。

【性味】味甘、微苦,性凉。

【功效】中药:能活血调经、利尿消肿。主治月经不调、痛经、经闭、恶露不尽、急性肾炎水肿。

蒙药:能活血调经、清肝明目。主治月经不调、痛经、经闭、目赤肿痛、结膜炎、前房出血、头晕胀痛。

⊙ **紫苏 *Perilla frutescens* (L.) Britt.**

【别名】荏、白苏、赤苏。

【中药名】紫苏叶、紫苏子、紫苏梗。

【蒙药名】哈日-麻嘎吉。

【生态环境及分布】紫苏适应性强,对土壤要求不严,在排水较好的砂质壤土、壤土、黏土上均能良好生长。

【药用部位】叶、种子、梗。

【性味】味辛,性温。

【功效】叶片有解表散寒、行气和胃的功能。主治风寒感冒、咳嗽、胸腹胀满、恶心呕吐等症。种子也称苏子,有镇咳平喘、祛痰的功能。紫苏全草可蒸馏紫苏油,种子出的油也称苏子油,长期食用苏子油对治疗冠心病及高血脂有明显的效果。

➲ 地笋 *Lycopus lucidus* Turcz.

【别名】地瓜苗、泽兰。

【中药名】泽兰。

【蒙药名】给拉嘎日-额布斯。

【生态环境及分布】多年生草本,湿中生植物。产自中国黑龙江、吉林、辽宁、内蒙古、河北、山东、山西、陕西、甘肃、浙江、江苏、江西、安徽、福建、台湾、湖北、湖南、广东、广西、贵州、四川及云南等地;在俄罗斯,日本也有分布。

【药用部位】全草入药。

【性味】味甘、辛,性平。

【功效】中药:主治衄血、吐血、产后腹痛、黄疸、水肿、带下、气虚乏力。

蒙药:能活血化瘀、行水消肿。主治月经不调、经闭、水肿、产后瘀血腹痛。根状茎可食。

➲ 蒙古糙苏 *Phlomis mongolica* Turcz

【别名】毛尖茶、野洋芋、串铃草。

【中药名】蒙古糙苏。

【蒙药名】蒙古乐-奥古乐今-土古日爱。

【生态环境及分布】生于草原地带的草甸、草甸化草原、山地沟谷、撂荒地及路边,也见于荒漠区的山区。

【药用部位】块根入药。

【性味】味涩,性平。

【功效】中药:主治清热消肿。治疮痈肿毒。

蒙药:具有祛风清热、止咳化痰、生肌敛疮的功效。主治感冒咳嗽、支气管炎、疮疡久不愈合。

➲ 香青兰 *Dracocephalum moldavica* L.

【中药名】香青兰。

【蒙药名】毕日阳古。

【生态环境及分布】生于干燥山地、山谷、河滩多石处,喜温暖阳光充足的地方,耐干旱,适应性强。在中国分布于黑龙江、吉林、辽宁、内蒙古、河北、山西、河南、陕西、甘肃及青海。俄罗斯西伯利亚、东欧、中欧、南延至克什米尔地区也有分布。

【药用部位】全草入药。

【性味】味辛、苦,性凉。

【功效】具有疏风清热、利咽止咳、凉肝止血之功效。用于感冒发热、头痛、咽喉肿痛、咳嗽气喘、痢疾、吐血、衄血、风疹、皮肤瘙痒。对心悸气短、高血压、胆道、尿道感染等亦有疗效。

⊙ 夏枯草 *Prunella vulgaris* L.

【别名】麦穗夏枯草、铁线夏枯草、麦夏枯、铁线夏枯、夕句、乃东等。

【中药名】夏枯草。

【生态环境及分布】其生长在山沟水湿地或河岸两旁湿草丛、荒地、路旁。广泛分布于中国各地,以河南、安徽、江苏、湖南等省为主要产地。

【药用部位】干燥果穗入药。

【性味】味辛、苦,性寒。

【功效】中药:清泄肝火、散结消肿、清热解毒、祛痰止咳、凉血止血。用于淋巴结核、甲状腺肿、乳痈、头目眩晕、口眼㖞斜、筋骨疼痛、肺结核、血崩、带下、急性传染性黄疸型肝炎及细菌性痢疾等。

⊙ 裂叶荆芥 *Schizonepeta tenuifolia* Briq.

【别名】小茴香、荆芥。

【中药名】裂叶荆芥。

【生态环境及分布】生于山坡、路旁、林缘或山谷。分布于朝鲜和中国;在中国黑龙江、辽宁、河北、河南、山西、陕西、甘肃、青海、四川(城口、南川)、贵州诸省均有野生,浙江、江苏、福建和云南等省均有栽培。

【药用部位】地上部分入药。

【性味】味辛,性温。

【功效】中药:用于寒疝腹痛、睾丸偏坠、少腹冷痛、脘腹胀痛、呕吐食少。

蒙药:可治风寒感冒头痛、咽喉肿痛、月经过多、崩漏、小儿发热抽搐、疔疮疥癣、风火赤眼、风火牙痛、湿疹、荨麻疹以及皮肤瘙痒。

⊙ **黄芩** *Scutellaria baicalensis* Georgi

【别名】山茶根、土金茶根。

【中药名】黄芩。

【蒙药名】混芩。

【生态环境及分布】多生于山地、丘陵的砾石质地及沙质土上,为草甸草原及山地草原的常见种。产于黑龙江、辽宁、内蒙古、河北、河南、甘肃、陕西、山西、山东、四川等地,中国北方多数省区都可种植。

【药用部位】根入药。

【性味】味苦,性寒。

【功效】用于湿温、暑湿、胸闷呕恶、湿热痞满、泻痢、黄疸、肺热咳嗽、高热烦渴、血热吐衄、痈肿疮毒、胎动不安。

⊙ **亚洲百里香** *Thymus quinquecostatus* var. *asiaticus* (Kitagawa) C.Y.Wu & Y.C.Huang

【别名】地椒。

【中药名】地椒。

【蒙药名】阿紫音-岗嘎-额布斯。

【生态环境及分布】广泛生于典型草原带的平原砂壤质土上,常为草原群落的伴生种,在表土常态侵蚀较强烈的区域和地段上,则往往形成百里香建群的草原群落演替变型。

【药用部位】全草入药。

【性味】味辛,性平,小毒。

【功效】中药:主治感冒头痛、咳嗽、百日咳、脘腹疼痛、消化不良、呕吐腹泻、牙痛、小便涩痛、湿疹瘙痒、疮痈肿痛。

蒙药:能祛风解表、行气止痛。主治感冒头痛、牙痛、遍身疼痛、腹胀冷痛。外用防腐杀虫。

茄　科

Solanaceae

➔ 天仙子 *Hyoscyamus niger* L.

【别名】山烟子、熏牙子。

【中药名】天仙子

【蒙药名】特讷格-额布斯。

【生态环境及分布】常生于山坡、路旁、住宅区及河岸沙地。分布于蒙古国、俄罗斯、欧洲、印度和中国;在中国分布于东北、华北、西北及西南,华东有栽培或逸为野生。

【药用部位】种子入药。

【性味】味苦、辛,性温。

【功效】中药:主治用于胃脘挛痛、喘咳、癫狂。

蒙药:能解痉、止痛、安神。主治胃痉挛、喘咳、癫狂。

➔ 枸杞 *Lycium chinensis* Mill.

【别名】枸杞子、狗奶子。

【中药名】枸杞子。

【蒙药名】侵娃音-哈日漠格。

【生态环境及分布】生于路旁、村舍、田埂及山地丘陵的灌丛中。主要分布在中国西北地区。

【药用部位】果实、根皮入药。

【性味】味甘,性平。

【功效】中药:果实入药,药材名枸杞子能滋补肝肾、益精明目。主治目昏、眩晕、耳鸣、腰膝酸软、糖尿病。根皮入药,药材名地骨皮,能清虚热、凉血。主治阳虚潮热、盗汗、心烦、口渴、咳嗽、咯血。

蒙药:能活血、散瘀。主治乳腺炎、血痞、心热、阵热、血盛症。

➔ 酸浆 *Physalis alkekengi* L.

【别名】红姑娘、锦灯笼。

【中药名】锦灯笼。

【蒙药名】斗-姑娘。

【生态环境及分布】生于山地林缘、溪边田野及宅旁。分布于欧亚大陆;我国产于甘肃、陕西、黑龙江、河南、湖北、四川、贵州和云南。

【药用部位】宿萼或带果实的宿萼入药。

【性味】味苦,性寒。

【功效】中药:清热解毒、利咽、化痰、利尿。用于咽痛音哑、痰热咳嗽、小便不利。外治天疱疮、湿疹。

蒙药:能清热解毒、利咽化痰。主治咽喉肿痛、肺热咳嗽、利尿。

龙葵 *Solanum nigrum* L.

【别名】天茄子。

【中药名】龙葵。

【蒙药名】闹害音-乌吉马。

【生态环境及分布】喜生在田边、荒地及村庄附近。广泛分布于欧、亚、美洲的温带至热带地区。中国几乎全国有分布。

【药用部位】全草入药。

【性味】味苦,性寒。

【功效】中药:清热、解毒、活血、消肿。主治疗疮、痈肿、丹毒、跌打扭伤、慢性气管炎、急性肾炎。用于疮痈肿毒、皮肤湿疹、小便不利、老年慢性气管炎、白带过多、前列腺炎、痢疾。

蒙药:能清热解毒、利尿、止血、止咳。主治疮肿毒、气管炎、癌肿、膀胱炎、小便不利、痢疾、咽喉肿痛。

玄参科
Scrophulariaceae

达乌里芯芭 *Cymbaria daurica* Linn.

【别名】芯芭、大黄花、白蒿茶。

【中药名】达乌里芯芭。

【蒙药名】兴安奈-哈吞-额布斯。

【生态环境及分布】生于典型草原、荒漠草原及山地草原上。产于中国黑龙江（龙江、安达）、内蒙古（满洲里、海拉尔、官村、九峰山、东科后旗、包头）、河北（小五台山、北京）等省区，俄罗斯东西伯利亚及蒙古国亦有分布。

【药用部位】全草入药。

【性味】味微苦，性凉。

【功效】中药：治风湿热痹，血热妄行之吐血、衄血、咳血、便血、风湿性关节炎、月经过多、外伤出血、肾炎水肿、黄水疮等证。

蒙药：能祛风湿、利尿、止血。主治风湿性关节炎、月经过多、吐血、衄血、便血、外伤出血、肾炎水肿、黄水疮。

◈ 柳穿鱼 Linaria vulgaris Hill subsp. sinensis（Debeaux）Hong

【别名】小金鱼草。

【中药名】柳穿鱼。

【蒙药名】好宁-扎吉鲁西。

【生态环境及分布】生于山地草原、沙地及路边。

【药用部位】全草入药。

【性味】味甘、微苦，性寒。

【功效】中药：清热解毒、散瘀消肿。主治头痛、头晕、黄疸、痔疮便秘、皮肤病、汤火伤。

蒙药：能清热解毒、消肿、利胆退黄。主治瘟疫、黄疸、烫伤、伏热等。

◈ 草本威灵仙 Veronicastrum sibiricum（L.）Pennell

【别名】轮叶婆婆纳、斩龙剑。

【中药名】草本威灵仙。

【蒙药名】扫宝日嘎吉拉。

【生态环境及分布】生于路边、山坡草地及山坡灌丛内。分布于东北、华北，陕西北部、甘肃东部及山东半岛。朝鲜、日本及俄罗斯亚洲部分也有分布。

【药用部位】全草入药。

【性味】味辛、微苦，性寒。

【功效】中药：祛风除湿、清热解毒。主治感冒风热、咽喉肿痛、腮腺炎、风湿痹痛、虫蛇所伤。

蒙药：能祛风除湿、解毒消肿、止痛止血。主治风湿性腰腿疼、膀胱炎。外用治创伤出血。

紫葳科
Bignoniaceae

➡ 角蒿 *Incarvillea sinensis* **Lam.**
【别名】透骨草。

【中药名】角蒿。

【蒙药名】乌兰-套鲁木。

【生态环境及分布】生于草原地带的山地、沙地、河滩、河谷，也散生于田野、撂荒地及路边、宅旁。分布于中国东北，河北、河南、山东、山西、陕西、宁夏、青海、内蒙古，甘肃西部、四川北部、云南西北部、西藏东南部。

【药用部位】地上部分入药。

【性味】味苦、甘，性温。

【功效】中药：调经活血、祛风湿、消炎利耳、益脉。种子用于中耳炎；根用于虚弱、头晕、胸闷、腹胀、咳嗽、月经不调；叶用于咳嗽。

蒙药：能祛风湿、活血、止痛。主治风湿性关节痛、骨拘挛、瘫痪、疮痈肿毒。

列当科
Orobanchaceae

➡ 列当 *Orobanche coerulescens* **Steph.**
【别名】兔子捌棍、独根草。

【中药名】列当。

【蒙药名】特木根-苏乐。

【生态环境及分布】生于固定或半固定沙丘、向阳山坡、山沟草地。广泛分布于中国东北、华北、西北地区以及山东、湖北、四川、云南和西藏等地。朝鲜、日本和俄罗斯的高加索、西伯利亚、远东及中亚地区也有分布。

【药用部位】全草入药。

【性味】味甘,性温。

【功效】中药:能补肾助阳、强筋骨,主治阳痿、腰腿冷痛、神经官能症、小儿腹泻等。外用治消肿。

蒙药:治炭疽。

车前科
Plantaginaceae

⊙ 车前 *Plantago asiatica* L.

【别名】大车前、车轱辘菜、车串串。

【中药名】车前草、车前子。

【蒙药名】乌合日-乌日根纳。

【生态环境及分布】生于草甸、沟谷、耕地、田野及路边。产于中国多省区。朝鲜、俄罗斯(远东)、日本、尼泊尔、马来西亚、印度尼西亚也有分布。

【药用部位】种子及全草入药。

【性味】味甘,性寒。

【功效】能清热、利尿、明目、祛痰。主治小便不利、泌尿系统感染、结石、肾炎水肿、暑湿泄泻、肠炎、止赤肿痛、痰多咳嗽等。全草能清热、利尿、凉血、祛痰;主治小便不利、尿路感染、暑湿泄泻、痰多咳嗽等。

茜草科
Rubiaceae Juss.

⊙ 茜草 *Rubia cordifolia* L.

【别名】红丝线、粘粘草。

【中药名】茜草。

【蒙药名】马日那。

【生态环境及分布】中生植物。生于山地杂木林下、林缘、路旁草丛、沟谷草甸及河边。见于兴安北部、兴安南部、岭西、呼锡高原、辽河平原、赤峰丘陵、燕山北部、阴山、阴南丘陵、鄂尔多斯、西阿拉善、贺兰山等州。

【药用部位】根入药。

【性味】味苦,性寒。

【功效】中药:根入药,能凉血、止血、祛淤、通经。主治吐血、衄血、崩漏、经闭、跌打损伤。

蒙药:能清热凉血、止泻、止血。主治赤痢、肺炎、肾炎、尿血、吐血、衄血、便血、血崩、产褥热、麻疹。

⊙ 林茜草 *Rubia sylvatica* Nakai

【中药名】林茜草。

【生态环境及分布】多年生、草质、攀援藤本。生于较潮湿的林中或林缘。产于吉林等地。

【药用部位】根入药。

【性味】味苦,性寒。

【功效】凉血止血、活血祛瘀。用于血热妄行的多种出血证及外伤出血、血滞经闭、产后瘀阻、跌打损伤及风湿痹痛。

⊙ 拉拉藤 *Galium spurium* L.

【别名】猪殃殃、爬拉殃、八仙草。

【中药名】拉拉藤。

【生态环境及分布】多枝蔓生或攀援状草本。生于山坡、旷野、沟边、河滩、田中、林缘草地。在中国分布于辽宁、河北、山西、陕西、甘肃、青海、新疆、山东、江苏、安徽、浙江、江西、福建、台湾、湖北、湖南、广东、四川、云南、西藏。

【药用部位】全草入药。

【性味】无臭,味微苦,性寒,久嚼刺舌。

【功效】有清热利尿、解毒、消肿止痛效用。可治疗热淋、石淋、小便不利、腹泻、痢疾、肺热咳嗽,捣碎外敷可治疗痈疖肿痛、蛇咬,煎水洗可治疗湿疹。据称还有抑菌、降压、抗癌作用。

忍冬科

Caprifoliaceae

➔ **金银忍冬** *Lonicera maackii* (Rupr.) Maxim.

【别名】金银木、小花金银花。

【中药名】金银忍冬。

【蒙药名】达邻-哈力苏。

【生态环境及分布】中生灌木。喜光,耐寒性强。生于山地林下,林缘,沟谷溪边。分布于我国东北,河北、河南。远东、朝鲜、日本也有。

【药用部位】全株入药。

【性味】味甘、淡,性寒。

【功效】全株可药用。根,解毒截疟;茎叶,祛风解毒,活血祛瘀;花,淡,平,祛风解表,消肿解毒;作金银花入药。

➔ **接骨木** *Sambucus williamsii* Hance

【别名】野杨树。

【中药名】接骨木。

【蒙药名】宝棍-宝拉代。

【生态环境及分布】生于山地灌丛、林缘及山麓,为中生灌木。见于兴安北部、兴安南部、辽河平原等州。产于呼伦贝尔盟(额尔古纳左旗)、兴安盟(扎赉特旗)、哲里木盟(大青沟)、赤峰市(克什克腾旗)等地。呼和浩特市有栽植。分布于我国东北、华北。朝鲜、日本也有分布。

【药用部位】全株,茎入药。

【性味】味甘、苦,性平。

【功效】中药:全株入药,能接骨续筋、活血止痛、祛风利湿。主治骨折、跌打损伤、风湿性关节炎、痛风、大骨节病、急慢性肾炎。外用治创伤出血。

蒙药:茎干能止咳、解表、清热。主治感冒咳嗽、风热。嫩叶可食。

败酱科
Valerianaceae

➔ **败酱** *Patrinia scabiosaefolia* Fisch.ex Trevir.

【别名】黄花龙牙、黄花苦菜、苦菜、山芝麻、麻鸡婆、将军草、野黄花、野芹。

【中药名】败酱草。

【蒙药名】色日和立格-其其格。

【生态环境及分布】旱中生植物。生于森林草原带及山地的草甸草原、杂类草草甸及林缘。全国各省区几乎都有分布,朝鲜、日本、蒙古国以及西伯利亚、远东也有分布。

【药用部位】全草入药。

【性味】味辛、苦,性凉。

【功效】全草能清热解毒、祛瘀排脓。主治阑尾炎、痢疾、肠炎、肝炎、眼结膜炎、产后淤血腹痛、痈肿疔疮。根茎及根主治神经衰弱或精神病患者。

➔ **毛节缬草** *Valeriana altetnifolia* Bunge.

【别名】拔地麻。

【中药名】缬草。

【蒙药名】巴木柏-额布斯。

【生态环境及分布】中生植物。生于山地落叶松林下、白桦林下、林缘、灌丛、山地草甸及草甸草原中。分布于我国东北至西南。亚洲西部和欧洲也有分布。

【药用部位】根及根状茎入药。

【性味】味苦、微甘,性平。

【功效】中药:根及根状茎入药,能安神、理气、止痛。主治神经衰弱、失眠、癔病、癫痫、胃腹胀痛、腰腿痛、跌打损伤。

蒙药:能清热、消炎、消肿、镇痛。主治瘟疫、毒热、阵热、心跳、失眠、炭疽、白喉。

➔ **缬草** *Valeriana officinalis* L.

【别名】鹿子草、甘松。

【中药名】缬草。

【生态环境及分布】多年生耐寒、开花、草本植物。生于山坡草地、林下沟边。

【药用部位】根茎入药。

【性味】味苦、微甘,性平。

【功效】根茎及根供药用,可祛风、镇痉。主治跌打损伤等。亦可作为膳食补充剂。

川续断科（山萝卜科）

Dipsacaceae

➡ **窄叶蓝盆花 *Scabiosa comosa* Fisch.ex Roem.et Schult.**

【别名】蒙古山萝卜。

【中药名】蓝盆花、蒙古山萝卜。

【蒙药名】套存-套日麻。

【生态环境及分布】喜沙中旱生植物。生于草原带及森林草原带的沙地与沙质草原中。分布于我国东北,河北。东西伯利亚及蒙古国也有分布。

【药用部位】花入药。

【性味】味甘、涩,性凉。

【功效】中药:花序,有清热、清"协日"的功效,可以用来治疗肺热、肝热、咽喉热等。

蒙药:花,能清热泻火。主治肝火头痛、发烧、肺热、咳嗽、黄疸。

➡ **华北蓝盆花 *Scabiosa tschiliensis* Grun.**

【别名】山萝卜。

【中药名】蓝盆花。

【蒙药名】奥木日阿图音-套存-套日麻。

【生态环境及分布】沙生中旱生植物。生于沙质草原、典型草原及草甸草原群落中,为常见伴生植物。见于兴安北部、燕山北部、兴安南部、呼锡高原、乌兰察布以及阴山等州。产于呼伦贝尔盟(鄂温克族自治旗、牙克石市、扎兰屯市)、兴安盟(扎赉特旗、科尔沁右翼前旗白狼)、赤峰市(克什克腾旗、喀喇沁旗)、锡林郭勒盟

（锡林浩特市、宝格达山）、乌兰察布盟（兴和县、卓资县）以及大青山地区。分布于我国黑龙江、吉林、辽宁、河北、山西、陕西、甘肃、宁夏。

【药用部位】花入药。

【性味】味甘、涩，性凉。

【功效】中药：有清热泻火功效，可以用来治疗肺热、肝热、咽喉热等。

蒙药：清"协日"的功效。主治肝火头痛、发烧、肺热、咳嗽、黄疸。

葫芦科

Cucurbitaceae

➔ **盒子草** *Actinostemma lobatum* (Maxim.) Maxim.

【别名】黄丝藤、天球草。

【中药名】盒子草。

【蒙药名】呼伯格图-额布斯。

【生态环境及分布】湿生植物。生于沼泽草甸与浅水中。分布于我国辽宁、河北、河南、山东、江苏、浙江、安徽、湖南、四川、西藏、云南、广西、江西、福建、台湾。朝鲜、日本、印度、中南半岛也有分布。

【药用部位】全草、种子和叶入药。

【性味】味苦，性寒。

【功效】能利尿消肿、清热解毒。主治肾炎水肿、湿疹、疮疡肿毒。

➔ **赤瓟** *Thladiantha dubia* Bunge.

【别名】野丝瓜、野甜瓜。

【中药名】赤瓟。

【蒙药名】闹海音-好格。

【生态环境及分布】中生植物。生于村舍附近、沟谷、山地草丛中。见于岭东、兴安南部、科尔沁、辽河平原、赤峰丘陵、贺兰山等州。产于呼伦贝尔盟（扎兰屯）、兴安盟（扎赉特旗、科尔沁右翼中旗）、哲里木盟（科尔沁左翼后旗大青沟）、赤峰市（敖汉旗）、巴彦淖尔盟（乌拉山）、阿拉善盟（贺兰山）。分布于我国东北、华北以及宁夏、陕西、甘肃、山东、江苏、江西、广东。朝鲜、日本等东亚国家也有分布。

【药用部位】果入药。

【性味】酸苦，平。

【功效】中药：果入药、能理气活血、祛痰利湿。主治跌打损伤、扭腰岔气、嗳气吐酸、黄疸、肠炎痢疾、咳血胸痛。

蒙药：能和血调经、止血、消肿。主治下死胎、月经不调、子宫出血。

桔梗科

Campanulaceae

⊙ 轮叶沙参 *Adenophora tetraphylla* (Thunb) Fisch.

【别名】南沙参。

【中药名】南沙参。

【蒙药名】鲁都特道日基。

【生态环境及分布】中生植物。生于河滩草甸、山地林缘、固定沙丘间草甸。见于兴安北部、岭东、岭西、兴安南部、呼锡高原、科尔沁、辽河平原、赤峰丘陵、燕山北部等州。产于呼伦贝尔盟（额尔古纳右旗、鄂伦春自治旗、阿荣旗、陈巴尔虎旗）、兴安盟（科尔沁右翼前旗、扎赉特旗）、哲里木盟（科尔沁左翼后旗）、赤峰市（阿鲁科尔沁旗、巴林右旗、翁牛特旗、敖汉旗、喀喇沁旗、宁城县）、锡林郭勒盟（东和西乌珠穆沁旗、锡林浩特市）。分布于我国东北、华北、华中、华东、华南以及陕西、四川、贵州。越南、朝鲜、日本等国也有分布。

【药用部位】根入药。

【性味】味甘，微苦。

【功效】中药：根入药，能润肺、化痰、止咳，主治咳嗽痰黏、口燥咽干。

蒙药：根，能消炎散肿、祛黄水。主治风湿性关节炎、神经痛、黄水病。沙参属植物中根肥大与本种类似者，均可作"南沙参"药用。

⊙ 聚花风铃草 *Campanula glomerata* L.

【中药名】聚花风铃草，灯笼花（《中华本草》）。

【蒙药名】巴和-哄古斤那。

【生态环境及分布】中生植物。生于山地草甸及灌丛中。见于兴安北部、岭西、兴安南部等州。产于呼伦贝尔盟(额尔古纳左旗和右旗、鄂伦春自治旗、陈巴尔虎旗、鄂温克族自治旗、新巴尔虎左旗)、兴安盟(科尔沁右翼前旗)、锡林郭勒盟(东乌珠穆沁旗宝格达山)。分布于我国东北。蒙古国东部,朝鲜、日本,远东、东西伯利亚也有分布。

【药用部位】全草入药。

【性味】味苦,性凉。

【功效】能清热解毒、止痛。主治咽喉炎、头痛。

➜ **党参** *Codonopsis pilosula* (Franch.) Nannf.

【别名】防风党参、黄参、防党参、上参、狮头参、中灵。

【中药名】党参。

【蒙药名】存-奥日呼代。

【生态环境及分布】中生植物。生于山地林缘及灌丛中。分布于我国东北、华北、河南、陕西、宁夏、甘肃以及四川西部。朝鲜及远东也有分布。

【药用部位】根入药。

【性味】味甘,性平。

【功效】中药:根入药,能补脾、益气、生津。主治脾虚、食少便溏、四肢无力、心悸、气短、口干、自汗、脱肛、子宫脱垂。

蒙药:根,能消炎散肿、祛黄水。主治风湿性关节炎、神经痛、黄水病。

➜ **桔梗** *Platycodon grandiflorus* (Jacq.) A.DC.

【别名】铃当花。

【中药名】桔梗。

【蒙药名】呼入盾-查干。

【生态环境及分布】中生植物。生于山地林缘草甸及沟谷草甸。见于兴安北部、岭东、岭西、兴安南部、科尔沁、辽河平原、赤峰丘陵、燕山北部、阴山等地。产于呼伦贝尔盟(额尔古纳右旗、牙克石市、鄂伦春自治旗、鄂温克族自治旗、扎兰屯市)、兴安盟(扎赉特旗、科尔沁右翼前旗)、哲里木盟(扎鲁特旗、科尔沁左翼后旗)、赤峰市(阿鲁科尔沁旗、巴林左旗和右旗、敖汉旗、喀喇沁旗、宁城县)、锡林郭勒盟(西乌珠穆沁旗迪安庙);本区一些地方也有栽培。广布于我国东半部。朝鲜、日本以及远东也有分布。

【药用部位】根入药。

【性味】味苦、辛,性平。

【功效】能祛痰、利咽、排脓。主治痰多咳嗽、咽喉肿痛、肺脓疡、咳吐脓血。

菊 科
Compositae

→ **青蒿** *Artemisia apiacea* **Hance.**

【别名】臭黄蒿、黄花蒿。

【中药名】青蒿。

【蒙药名】好尼-希日勒吉。

【生态环境及分布】杂草。生于河边、沟谷或居民点附近。多散生或形成小群聚。广布于我国各省区。遍及亚洲及欧洲的温带、寒温带及亚热带地区,北非及北美也有。

【药用部位】全草入药。

【性味】味苦、辛,性寒。

【功效】中药:能解暑、退虚热、抗疟。主治伤暑、疟疾、虚热。

蒙药:能清热消肿。主治肺热咽喉炎、扁桃体炎等。

→ **艾蒿** *Artemisia argyi* **Levl.et Van.**

【别名】艾、家艾。

【中药名】艾。

【蒙药名】荽哈。

【生态环境及分布】中生植物。在森林草原地带可以形成群落,作为杂草常侵入耕地、路旁及村庄附近,有时也分布到林缘、林下、灌丛间。见于兴安南部、科尔沁、燕山北部等州。产于兴安盟(科尔沁右翼前旗、突泉县)、赤峰市(喀喇沁旗)。除极干旱与高寒地区外,几乎遍及全国。蒙古国、朝鲜等东亚国家也有分布。

【药用部位】叶。

【性味】味苦、辛,性温。

【功效】中药：能散寒止痛、温经、止血。主治心腹冷痛、吐衄、下血、月经过多、崩漏、带下、胎动不安、皮肤瘙痒。

蒙药：能消肿、止血。主治痈疽伤、月经不调、各种出血。

⊙ 万年蒿 *Artemisia sacrorum* Ledeb.

【别名】白莲蒿、铁杆蒿。

【中药名】万年蒿。

【蒙药名】矛日音-西巴嘎。

【生态环境及分布】石生的中旱生或旱生植物，生于路旁湿地或草坡。分布较广，除高寒地区外，几遍布全国。日本、朝鲜、蒙古国、阿富汗、印度、巴基斯坦、尼泊尔以及克什米尔地区、西伯利亚及远东也有分布。

【药用部位】全草入药。

【性味】味苦、辛，性平。

【功效】清热解毒，凉血止痛。内用于肝炎，阑尾炎，小儿惊风，阴虚潮热。外用治创伤出血。

⊙ 紫菀 *Aster tataricus* L.

【别名】青菀。

【中药名】紫菀。

【蒙药名】敖登-其其格。

【生态环境及分布】中生植物，中生-森林草甸种。生于森林、草原地带的山地林下、灌丛中或山地河沟边。产于黑龙江、吉林、辽宁、山西、河北以及内蒙古东部及南部、河南西部（卢氏）、陕西及甘肃南部（临洮、成县等）等地。也分布于朝鲜、日本及俄罗斯西伯利亚东部。

【药用部位】根、茎及花。

【性味】味苦，性温。

【功效】中药：根及根茎能润肺下气、化痰止咳。主治风寒咳嗽气喘、肺虚久咳、痰中带血。

蒙药：花能清热、解毒、消炎、排脓。主治瘟病、流感、头痛、麻疹不透、痘疮。

⊙ 北苍术 *Atractylodes chinensis* (DC.) Koidz.

【别名】苍术、枪头菜、山刺菜。

【中药名】苍术。

【蒙药名】侵瓦音-哈拉特日。

【生态环境及分布】生长于海拔 300～900 m 间的干山坡,稀疏的阔叶林或针阔混交林下,山坡岩石附近或山坡草地上。主要分布于黑龙江、吉林、辽宁、内蒙古、河北、山西、陕西、甘肃、宁夏、青海等省、自治区。

【药用部位】根状茎入药。

【性味】味苦、辛,性温。

【功效】能燥湿、健脾、祛风、止痛,主治脘腹胀满、吐泻、关节疼痛、风寒感冒、夜盲症。

⊙ 红花 *Carthamus tinctorius* L.

【别名】红蓝花、草红花。

【中药名】红花。

【蒙药名】古日呼木。

【生态环境及分布】中生植物。喜温暖、干燥气候,抗寒性强,耐贫瘠。抗旱怕涝,适宜在排水良好、中等肥沃的砂质土壤上种植,以油沙土、紫色夹沙土最为适宜。原产于中亚地区,俄罗斯有野生,也有种植,日本、朝鲜都有种植。国内河南、新疆、甘肃、山东、浙江、四川西藏也有种植。中国在上述地区有引种种植外,山西、甘肃、四川亦见有野生者。

【药用部位】花入药。

【性味】味辛,性温。

【功效】中药:能活血通经、去瘀止痛。主治经闭、癥瘕、难产、死胎、产后恶露不行、瘀血作痛、痈肿、跌打损伤。

蒙药:能活血、散瘀、调经、清肝。主治血热头痛、肝热、月经不调。

⊙ 砂蓝刺头 *Echinops gmelini* Turcz.

【别名】刺头、火绒草。

【中药名】蓝刺头。

【蒙药名】额乐存乃-扎日阿-敖拉。

【生态环境及分布】生长于山坡砾石地、荒漠草原、黄土丘陵或河滩沙地。分布于黑龙江、吉林、辽宁、内蒙古、新疆(准噶尔盆地及塔里木盆地)、青海(柴达木盆地)、甘肃、陕西(北部)、宁夏、山西、河北、河南(北部)。俄罗斯西伯利亚及蒙古国也有分布。

【药用部位】根入药。

【性味】味苦,性寒。

【功效】功能与主治同漏芦。

➔ 驴欺口 *Echinops latifolius* Tausch.

【别名】单州漏芦、火绒草、蓝刺头。

【中药名】禹州漏。

【蒙药名】扎日阿-敖拉。

【生态环境及分布】生长于山坡草地及山坡疏林下。分布于中国东北,内蒙古、甘肃(东部)、宁夏、河北、山西及陕西。蒙古国、俄罗斯东西伯利亚地区也有分布。

【药用部位】根、花序入药。

【性味】味苦,性寒。

【功效】中药:主治与功能同漏芦。花序也入药,能活血、发散,主治跌打损伤。蒙药:能清热、止痛,主治骨折创伤、胸背疼痛。

➔ 阿尔泰狗娃花 *Heteropappus altaicus* (Willd.) Novopokr.

【别名】阿尔泰紫菀。

【中药名】狗娃花。

【蒙药名】阿拉泰音-布容黑。

【生态环境及分布】旱生植物。广泛生于荒漠草原、干草原和草甸草原地带,为草原伴生植物。在沙质地、田边、路旁,及村舍附近等处也能生长。分布于我国东北、华北、西北以及湖北、四川等省区。西伯利亚、中亚及蒙古国也有分布。

【药用部位】全草及根、花入药。

【性味】味苦,性凉。

【功效】中药:全草能清热降火、排脓。主治传染性热病、肝胆火旺、疱疹疮疖、根能润肺止咳,主治肺虚咳嗽、咳血。

蒙药:花入药,能清热解毒,消炎。主治血瘀病、瘟病、流感、麻疹不透。

➡ 苦荬菜 *Ixeris denticulata* (Houtt) Stebb.

【别名】苦菜。

【中药名】苦荬菜。

【蒙药名】宝古尼-陶来音-依达日阿。

【生态环境及分布】杂类草。生于山地林缘、草甸、河谷,也常见于路旁及田野。分布于我国南北各省区。朝鲜、日本、蒙古国、越南等东亚国家也有分布。

【药用部位】全草。

【性味】味苦,性寒。

【功效】能清热、解毒、消肿。主治肺痈、乳痈、血淋、疖肿、跌打损伤。

➡ 火绒草 *Leontopodium leontopodioides* (Willd.) Beauv.

【别名】火绒蒿、老头草、老头艾、薄雪草。

【中药名】火绒草。

【蒙药名】乌拉-额布斯。

【生态环境及分布】旱生植物。常生长于海拔 100～3 200 m 的干旱草原、黄土坡地、石砾地、山区草地,稀生于湿润地。原产于欧洲和南美的高海拔地区。蒙古国、朝鲜、日本、俄罗斯、中国也有分布。在中国广泛分布于新疆东部、青海东部和北部、陕西北部、内蒙古南部和北部、山东半岛以及河北、辽宁、吉林、黑龙江、甘肃、山西。

【药用部位】地上部分或全草入药。

【性味】味微苦,性寒。

【功效】中药:地上部分,能清热凉血、利尿。主治急、慢性肾炎、尿道炎。

蒙药:全草,能清肺、止咳化痰。主治肺热咳嗽、支气管炎。

➡ 祁州漏芦 *Rhaponticum uniflorum* (L.) DC.

【别名】漏芦、和尚头、大口袋花、牛馒头。

【中药名】漏芦。

【蒙药名】洪古乐-珠日。

【生态环境及分布】生于山坡丘陵地、松林下或桦木林下。分布于黑龙江、吉林、辽宁、河北、内蒙古、陕西、甘肃、青海、山西、河南、四川、山东等地。俄罗斯远东及东西伯利亚,蒙古国、朝鲜和日本有分布。

【药用部位】根、花入药。

【性味】味苦,性寒。

【功效】中药:根,能清热解毒、消痈肿、通乳。主治乳痈疮肿、乳汁不下、乳房作胀。

蒙药:花,能清热、解毒、止痛。主治感冒、心热、痢疾、血热及传染性热症。

➔ 苣荬菜 *Sonchus arvensis* L.

【别名】取麻菜、甜苣、苦菜。

【中药名】苣荬菜。

【蒙药名】嘎希棍-诺高。

【生态环境及分布】生长于海拔 300～2 300 m 的山坡草地、林间草地、潮湿地或近水旁、村边或河边砾石滩。几遍全球分布。

【药用部位】全草入药。

【性味】味苦,性寒。

【功效】能清热解毒、消肿、止痛。主治肠痛、疮疔肿毒、肠炎、痢疾、带下、产后瘀血腹痛、痔疮。

➔ 蒲公英 *Taraxacum mongolicum* Hand.Mazz.

【别名】蒙古蒲公英、婆婆丁、姑姑英。

【中药名】蒲公英。

【蒙药名】巴格巴盖-其其格。

【生态环境及分布】广泛生于中、低海拔地区的山坡草地、路边、田野、河滩。全国各地广泛分布。朝鲜、蒙古国、俄罗斯也有分布。

【药用部位】全草入药。

【性味】味苦,甘,性寒。

【功效】能清热解毒、利尿散结。主治急性乳腺炎、淋巴结炎、疔毒疮肿、急性结膜炎、感冒发热、急性扁桃体炎、急性支气管炎、胃炎、肝炎、胆囊炎、尿路感染。全草入蒙药,能清热解毒。主治乳痈、淋巴结炎、胃热等。

⊙ **蒙古苍耳** *Xanthium mongolicum* Kitag.

【别名】好您-章古。

【中药名】苍耳。

【蒙药名】好您-章古。

【生态环境及分布】生长于干旱山坡或砂质荒地。产于黑龙江、辽宁、内蒙古及河北(易县)。

【药用部位】果实入药。

【性味】味辛,性温。

【功效】散风通窍、透疹止痒。主治鼻渊、头痛,外感风寒、麻疹、风疹瘙痒、风寒头痛、鼻窦炎、风湿痹痛、皮肤湿疹、瘙痒。

⊙ **莎菀** *Arctogeron gramineum* (L.)DC.

【别名】禾矮翁。

【中药名】沙菀。

【蒙药名】得比斯格乐吉

【生态环境及分布】生于海拔 1 000～1 700 m 的路边、沟岸、草坡及干草场。产于东北、华北及河南、陕西、宁夏、甘肃、江苏、四川。

【药用部位】全草入药。

【性味】味甘、苦,性微温。

【功效】益阴明目、滋水生肝。

单子叶植物 Monocotyledoneae

香蒲科

Typhaceae

⊙ **狭叶香蒲 Typha angustifolia L.**

【别名】水烛、蒲草。

【中药名】狭叶香蒲。

【蒙药名】毛日音-哲格斯。

【生态环境及分布】常生长在水边、沼泽、沙漠中。分布于美洲、大洋洲、欧洲以及印度、俄罗斯、尼泊尔、巴基斯坦、日本,中国的吉林、河北、山东、内蒙古、江苏、黑龙江、陕西、甘肃、辽宁、河南、新疆、云南、湖北、台湾等地。

【药用部位】花粉及全草或根状茎入药。

【性味】味甘、微辛,性平。

【功效】花粉药材名蒲黄,能止血、去瘀、利尿。主治衄血、咯血、吐血、尿血、崩漏、痛经、产后血瘀脘腹刺痛、跌打损伤等。全草、根状茎能利尿、消肿。主治小便不利、痈肿等。

黑三棱科

Sparganiaceae

⊙ **小黑三棱 *Sparganium simplex* Huds.**

【别名】单岐黑三棱。

【中药名】小黑三棱。

【蒙药名】吉吉格-哈日-古日巴拉吉。

【生态环境及分布】生于沟渠边、河边、湖边浅水中,静水中,湿草甸、溪边、沼泽草丛、沼泽草甸、沼泽地。产于黑龙江、吉林、辽宁、内蒙古、甘肃、新疆等省区。日本、俄罗斯等,亚洲西部和北部及欧洲、北美洲也有分布。

【药用部位】块茎入药。

【性味】味苦,性平。

【功效】块茎入药,具破瘀、行气、消积、止痛、通经、下乳等功效。

⊙ **黑三棱** *Sparganium stoloniferum*(Graebn.) Buch. Ham.ex Juz.

【别名】京三棱。

【中药名】三棱。

【蒙药名】哈日-古日巴拉吉。

【生态环境及分布】生于湖、河浅水中和水湿地。分布于东北、华北、华东、西南及陕西、甘肃、青海、新疆、河南、湖北等地。

【药用部位】块茎入药。

【性味】味苦,性平。

【功效】能破血祛瘀、行气消积、止痛。主治血瘀经闭、产后血瘀腹痛、气血凝滞、癥积痞聚、胸腹胀痛等。亦入蒙药,能清肺、舒肝、凉血、透骨蒸。主治肺热咳嗽、支气管扩张、气喘痰多、黄疸型肝炎、痨热骨蒸。

眼子菜科
Potamogetonaceae

⊙ **竹叶眼子菜** *Potamogeton malaianus* Miq.

【别名】马来眼子菜。

【中药名】竹叶眼子菜。

【蒙药名】马来音-奥存-呼日西。

【生态环境及分布】生于灌渠、池塘、河流等静、流水体,水体多呈微酸性。分布于俄罗斯、朝鲜、日本、中国、东南亚各国及印度。在中国分布于南北各省区。

【药用部位】全草入药。

【性味】微苦,性凉。

【功效】能清热解毒、利尿、消积。主治目赤肿痛、黄疸、水肿、白带、小儿疳积。外用治痈疖肿毒。

➔ 龙须眼子菜 *Potamogeton pectinatus* **L.**

【别名】篦齿眼子菜。

【中药名】龙须眼子菜。

【蒙药名】萨门-奥存-呼日西。

【生态环境及分布】生于池溏、沼泽或沟渠中。分布于我国东北、西北各地。

【药用部位】全草入药。

【性味】微苦,性凉。

【功效】能清热解毒。主治肺炎、疮疖。也作蒙药,能清肺、收敛。主治肺热咳嗽、疮疡。

泽泻科
Alismataceae

➔ 野慈姑 *Sagittaria trifolia* **L.**

【别名】剪刀草、水慈姑、慈姑苗、燕尾草。

【中药名】野慈姑。

【蒙药名】比地巴拉。

【生态环境及分布】生于湖泊、池塘、沼泽、沟渠、水田等水域。产于东北、华北、西北、华东、华南以及四川、贵州、云南等省区,除西藏等少数地区未见到标本外,几乎全国各地均有分布。

【药用部位】全草及球茎入药。

【性味】味甘,性寒。

【功效】清热解毒,行血通淋。

禾本科
Gramineae

➔ 冰草 *Agropyron cristatum* （L.）Gaertn.

【别名】野麦子、扁穗冰草、羽状小麦草。

【中药名】冰草。

【蒙药名】优日呼格。

【生态环境及分布】常生于沙地、平原绿州及山地草原带。分布于东北、华北、西北和四川等地。

【药用部位】根入药。

【性味】味甘、微苦,性寒。

【功效】根作蒙药用,能止血、利尿。主治尿血、肾盂肾炎、功能性子宫出血、月经不调、咯血、吐血、外伤出血。

➔ 牛筋草 *Eleusine indica* (L.) Gaertn.

【别名】蟋蟀草。

【中药名】千金草。

【蒙药名】宝古尼-少布文-塔日阿。

【生态环境及分布】生于荒芜之地及道路旁。分布几乎遍及全国。

【药用部位】全草入药。

【性味】味甘、淡,性凉。

【功效】能清热利湿。主治伤暑发热、小儿急惊、黄疸、痢疾、淋病、小便不利,并能防治乙型脑炎。

➔ 芦苇 *Phragmites australis* (Cav.) Trin.ex Steudel.

【别名】芦草、苇子。

【中药名】芦苇。

【蒙药名】呼勒斯、好鲁斯。

【生态环境及分布】芦苇为全球广泛分布的多型种。生于江河湖泽、池塘沟渠沿岸和低湿地。

【药用部位】根茎、茎秆、叶及花序均可入药。

【性味】味甘,性寒。

【功效】清热生津、止呕、利尿。主治热病烦渴、胃热呕吐、肺热咳嗽、肺痈、小便不利、热淋等。茎秆药材名苇茎,能清热生津;叶能清肺止呕;花序能止血,解毒。

➔ 金色狗尾草 *Setaria glauca* (L.) Beauv.

【别名】金尾巴、狗尾巴和狗尾草。

【中药名】狗尾草。

【蒙药名】阿拉担-西日-达日。

【生态环境及分布】生于田野、路边、荒地和山坡等处。分布于我国各省区。

【药用部位】全草、颖果(蒙药)入药。

【性味】味甘、淡,性平。

【功效】中药:全草入药,能清热明目、利尿和消肿排脓。主治目翳、沙眼、目赤肿痛、黄疸肝炎、小便不利、淋巴结核(已溃)和骨结核等。

蒙药:颖果:能止泻温肠。主治肠痧、痢疾、腹泻和肠刺痛。

莎草科

Cyperaceae

球柱草 *Bulbostylis barbata* (Rottb.) C. Clarke.

【别名】旗茅、龙爪草、畎莎、秧草和油麻草。

【中药名】球柱草。

【蒙药名】宝日朝-哲格斯。

【生态环境及分布】生于低海拔地区田野。产于辽宁、河北、河南、山东、浙江、安徽、江西、福建、台湾、湖北、广东、海南和广西等省区,也分布于日本、朝鲜、菲律宾、老挝、越南、柬埔寨、泰国及印度。

【药用部位】全草入药。

【性味】味苦,性寒。

【功效】全草入药,凉血止血。用于出血证、呕血、咯血、衄血、尿血和便血。

藨草 *Scirpus triqueter* L.

【别名】野荸荠、光棍子和光棍草。

【中药名】藨草。

【蒙药名】塔巴牙。

【生态环境及分布】生于河边、溪塘边、沼泽地及低洼潮湿处。除广东、海南外,中国各地区均有分布。俄罗斯、印度、朝鲜、日本等国和欧洲也有分布。

【药用部位】全草入药。

【性味】味甘、涩,性平。

【功效】全草入药,开胃消食,清热利湿。主治饮食积滞、胃纳不佳、呃逆饱胀、热淋、小便不利。

天南星科
Araceae

⊙ **菖蒲 *Acorus calamus* L.**

【别名】石菖蒲、白菖蒲和水菖蒲。

【中药名】菖蒲。

【蒙药名】乌木里-哲格苏。

【生态环境及分布】生于沼泽、河流边和湖边。产于中国及日本。广布世界温带、亚热带。南北两半球的温带、亚热带都有分布。分布于我国南北各地。

【药用部位】根状茎入药。

【性味】味辛、苦,性温。

【功效】中药:根状茎入药,能化痰开窍、和中利湿。主治癫痫、神志不清、惊悸健忘、湿滞痞胀、泄泻痢疾和风湿痹痛等。

蒙药:温胃、消积、消炎和止痛,去腐去黄水。主治胃寒、积食症、呃逆、化脓性扁桃体炎、关节痛、炭疽和麻风病等。

浮萍科
Lemnaceae

⊙ **浮萍 *Lemna minor* L.**

【别名】青萍、田萍等。

【中药名】浮萍。

【蒙药名】拉布萨嘎。

【生态环境及分布】生长于水田、池沼或其他静水水域。全球温暖地区广布,但印度尼西亚、爪哇不见于分布。中国南北各地均有分布。

【药用部位】全草入药。

【性味】味辛,性寒。

【功效】全草入药,能发汗祛风、利水消肿。主治风热感冒、麻疹不透、荨麻疹、水肿和小便不利等。

雨久花科
Pontederiaceae

➲ 鸭舌草 *Monochoria vaginalis* (Burm.f.) C.Presl.

【别名】薢草、薢荣、接水葱和鸭儿嘴。

【中药名】鸭舌草。

【蒙药名】努日音-呼和-其其格。

【生态环境及分布】生于平原至海拔 1 500 m 的稻田、沟旁和浅水池塘等水湿处。分布于日本、马来西亚、菲律宾、印度、尼泊尔、不丹和中国;在中国分布于南北各省区。

【药用部位】全草入药。

【性味】味苦,性凉。

【功效】全草入药,清热解毒;用于肠炎、痢疾、咽喉肿痛和牙龈脓肿。外用治虫蛇咬伤,疮疖。

灯心草科
Juncaceae

➲ 栗花灯心草 *Juncus castaneus* Smith

【别名】三头灯心草、栗色灯心草。

【中药名】栗花灯心草。

【蒙药名】塔日木格-高乐-额布苏。

【生态环境及分布】生长于高山草坡。分布于陕西、甘肃、青海、四川和云南等地。

【药用部位】全草入药。

【性味】味淡,性平。

【功效】全草入药,清热、利尿。主治热病烦渴、小儿烦躁、夜啼、咽喉肿痛、目赤目昏和小便不利。

百合科
Liliaceae

⊙ **知母** *Anemarrhena asphodeloides* **Bunge.**

【别名】兔子油草。

【中药名】知母。

【蒙药名】闹米乐嘎那。

【生态环境及分布】野生于向阳山坡地边、草原和杂草丛中。中国各地都有栽培,最主要产区在河北。

【药用部位】根茎入药。

【性味】味苦,性寒。

【功效】能清热泻火、滋阴润燥。主治高热烦渴、肺热咳嗽、阴虚燥咳、消渴及午后潮热等。

⊙ **铃兰** *Convallaria majalis* **L.**

【别名】君影草、草玉玲等。

【中药名】铃兰。

【蒙药名】烘好来-其其格。

【生态环境及分布】生于山地阴湿地带之林下或林缘灌丛。分布于东北及河北、山东、河南、陕西和山西等地。

【药用部位】全草入药。

【性味】味甘、苦,性温。

【功效】中药:温阳利水、活血祛风。主治心力衰竭、浮肿、劳伤、崩漏、白带和跌打损伤。

蒙药:强心、利尿。主治心力衰竭、心房纤颤和浮肿等。

⊙ **山丹** *Lilium pumilum* **DC.**

【别名】红百合、连珠。

【中药名】山丹。

【蒙药名】萨日阿楞。

【生态环境及分布】生长于山坡、丘陵草地或灌木丛中。分布于吉林、辽宁、内蒙古、河北、河南、山东、江苏、江西、湖南、湖北、陕西、四川和贵州等地。

【药用部位】花、鳞茎入药。

【性味】味甘、苦,性凉。

【功效】中药:鳞茎入药,能养阴润肺、清心安神。主治阴虚、久咳、痰中带血、虚烦惊悸和神志恍惚。花入药,主活血。

蒙药:花及鳞茎入药。接骨治伤、祛黄水、清热解毒和止咳止血。主治骨折、创伤出血、虚热、铅中毒、毒热、痰中带血和月经过多等。

➡ 北重楼 *Paris verticillata* M. Bieb.

【别名】上天梯、王孙和轮叶王孙。

【中药名】北重楼。

【蒙药名】钦达干-其黑。

【生态环境及分布】生长在海拔 1 100～2 300 m 的山坡林下、草丛、阴湿地或沟边。分布于中国黑龙江、吉林、辽宁、内蒙古、河北、山西、陕西、甘肃、四川、安徽、浙江。朝鲜、日本和俄罗斯也有分布。

【药用部位】根入药。

【性味】味苦,性寒。

【功效】根入药,清热解毒、散瘀消肿。用于高热抽搐、咽喉肿痛、痈疖肿毒、毒蛇咬伤。

➡ 玉竹 *Polygonatum odoratum* (Mill) Druce

【别名】葳蕤。

【中药名】玉竹。

【蒙药名】冒呼日-查干。

【生态环境及分布】生于林下或山野阴坡。产于黑龙江、吉林、辽宁、河北、山西、内蒙古、甘肃、青海、山东、河南、湖北、湖南、安徽、江西、江苏和台湾。

【药用部位】根茎入药。

【性味】味甘,性微寒。

【功效】中药:根茎入药,养阴润燥和生津止渴。主治热病伤阴、口燥咽干、干咳少痰、心烦心悸和消渴等。

蒙药:根茎入药,强壮补肾、祛黄水、温胃和降气。主治久病体弱、肾寒、腰腿酸痛、滑精、阳痿寒性黄水病、胃寒、嗳气、胃胀、积食和食泄等。

➡ 黄精 *Polygonatum sibiricum* Delar. ex Redoute

【别名】鸡头黄精。

【中药名】黄精。

【蒙药名】西伯日-冒呼日-查干。

【生态环境及分布】生于林下、灌丛或山地草甸。产于黑龙江、吉林、辽宁、河北、山西、陕西、内蒙古、宁夏、甘肃(东部)、河南、山东、安徽(东部)和浙江(西北部)。

【药用部位】根茎入药。

【性味】味甘,性平。

【功效】中药:根茎入药,能补脾润肺、益气养阴。主治体虚乏力、腰膝软弱、心悸气短、肺燥咳嗽、干咳少痰和消渴等

蒙药:滋肾、强壮、温胃、排脓和祛黄水。主治肾寒、腰腿酸痛、滑精、阳痿、体虚乏力、寒性黄水病、头晕目眩、食积和食泻等。

➡ 藜芦 *Veratrum nigrum* L.

【别名】黑藜芦、山苞米。

【中药名】藜芦。

【蒙药名】阿格西日嘎。

【生态环境及分布】生于海拔 1 200~3 300 m 的山坡林下或草丛中。产于中国东北及河北、山东、河南、山西、陕西、内蒙古、甘肃、湖北(房县)和四川和贵州,也分布于亚洲北部和欧洲中部。

【药用部位】根、根茎入药。

【性味】味辛,苦,性寒。

【功效】中药:根及根茎入药,能催吐、祛痰和杀虫。主治中风痰壅、癫痫和喉痹

等。外用治疗癣、恶疮。

　　蒙药：催吐、峻下。主治遗毒、积食、心口痞等。

薯蓣科

Discoreaceae

⊙ **穿龙薯蓣** *Discorea nipponica* Makino

【别名】穿山龙、野山药、地龙骨和鸡骨头等。

【中药名】穿山龙。

【蒙药名】乌和日-敖日洋古。

【生态环境及分布】常生于山腰的河谷两侧半阴半阳的山坡灌木丛中和稀疏杂木林内及林缘，而在山脊路旁及乱石覆盖的灌木丛中较少。分布于东北、华北，山东、河南、安徽、浙江（北部）、江西（庐山）、陕西（秦岭以北）、甘肃、宁夏、青海（南部）和四川（西北部），也产于日本本州以北及朝鲜和俄罗斯远东地区。

【药用部位】根茎入药。

【性味】味苦，性平。

【功效】根茎入药，能舒筋活血、祛风止痛和化痰止咳。主治风寒湿痹、腰腿疼痛、筋骨麻木、大骨节病、扭挫伤和支气管炎。

鸢尾科

Iridaceae

⊙ **马蔺** *Iris lactea* Pall. var.*chinensis*（Fisch.）Koidz.

【别名】马莲、马兰和马兰花等。

【中药名】马莲。

【蒙药名】查黑乐得格。

【生态环境及分布】生于荒地、路旁和山坡草地，尤以过度放牧的盐碱化草场上生长较多。分布于中国黑龙江、吉林、辽宁、内蒙古、河北、山西、山东、河南、安徽、江苏、浙江、湖北、湖南、陕西、甘肃、宁夏、青海、新疆、四川和西藏。也产于朝鲜、俄罗斯及印度。

【药用部位】花、种子、根入药。

【性味】味咸、苦和微甘,性微凉。

【功效】中药:种子及根入药,能清热解毒、止血利尿。主治咽喉肿痛、吐血、衄血、月经过多、小便不利、淋病、白带、肝炎和疮疖痈肿等。

蒙药:花及种子入蒙药,能解痉、杀虫、止痛、解毒、利疸退黄、消食、治伤、生肌、排脓和燥黄水。主治霍乱、蛲虫病、虫牙、皮肤痒、虫积腹痛、热毒疮疡、烫伤、脓疮、黄疸型肝炎、胁痛和口苦等。

兰　科
Orchidaceae

➡ 天麻 *Gastrodia elata* Bl.

【别名】赤箭、独摇芝、离母、合离草、神草、鬼督邮、木浦、明天麻、定风草和白龙皮等。

【中药名】天麻。

【蒙药名】闹海音-好日嘎。

【生态环境及分布】生于林下阴湿、腐殖质较厚的地方。分布于吉林、辽宁、河北、陕西、甘肃、安徽、河南、湖北、四川、贵州、云南和西藏等地。

【药用部位】根茎入药。

【性味】味甘、微辛,性平。

【功效】根茎入药,治疗头晕目眩、肢体麻木和小儿惊风等症,与琼珍灵芝合用治疗头痛失眠。

➡ 手掌参 *Gymnadenia conopsea* (L.) R.Br.

【别名】藏三七、佛手参、兰、掌参、手儿参和阴阳参。

【中药名】手掌参。

【蒙药名】阿拉干-查合日麻。

【生态环境及分布】生于林间草地、河谷及灌丛中。分布于东北、华北、西北及四川、云南、西藏等地。

【药用部位】块茎入药。

【性味】味甘,性平。

【功效】中药:补血养气、生津止渴。主治久病体虚、失眠心悸、肺虚咳嗽、慢性肝炎、久泻、失血、带下、乳少和阳痿等。

蒙药:能强壮、生津和固精益气。主治滑精、阳痿、久病体虚、腰腿酸痛、痛风和游痛症等。

⮕ 二叶兜被兰 *Neottianthe cucullata* (L.) Schltr.

【别名】百步还阳丹、鸟巢兰。

【中药名】鸟巢兰。

【蒙药名】冲古日格-查合日麻。

【生态环境及分布】生于山坡林下或草地。产于中国黑龙江、吉林、辽宁、内蒙古、河北、山西、陕西(秦岭以北)、甘肃、青海、安徽、浙江、江西、福建、河南以及四川西部、云南西北部、西藏东部至南部。朝鲜半岛、日本、俄罗斯西伯利亚地区至中亚、蒙古国、西欧和尼泊尔也有分布。

【药用部位】全草入药。

【性味】味甘,性平。

【功效】中药:醒脑回阳、活血散瘀和接骨生肌。用于外伤疼痛性休克、跌打损伤和骨折。

蒙药:主治外伤性昏迷、跌打损伤和骨折。

⮕ 二叶舌唇兰 *Platanthera chlorantha* Cust. ex Rchb.

【别名】土白及。

【中药名】二叶舌唇兰。

【蒙药名】苏尼音-查合日麻。

【生态环境及分布】生于山坡林下或草丛中。产于中国黑龙江、吉林、辽宁、内蒙古、河北、山西、陕西、甘肃、青海、四川、云南和西藏。欧洲至亚洲广布,从英格兰至朝鲜半岛也有分布。

【药用部位】块根、块茎入药。

【性味】味苦,性平。

【功效】中药:块根入药,补肺生肌,化瘀止血。用于肺痨咳血、吐血和衄血。外用治创伤,痈肿,水火烫伤。

蒙药:主治肺痨咳血、吐血、衄血、创伤出血、痈肿和烫火伤。块茎入药(蛇儿参),补肺、生肌、化瘀、止血。用于肺痨咳血、吐血和衄血。外用于创伤出血、痈肿、烧伤和烫伤。

➲ 密花舌唇兰 *Platanthera hologlottis* Maxim.
【别名】沼兰。
【中药名】密花舌唇兰。
【蒙药名】尼格特-苏尼音-查合日麻。
【生态环境及分布】生于山坡林下或山沟潮湿草地。产于中国黑龙江、吉林、辽宁、内蒙古、河北、山东、江苏、安徽、浙江、江西、福建、湖南、广东、四川(西部)和云南(西部)。俄罗斯(东部)、日本以及朝鲜半岛也有分布。
【药用部位】全草入药。
【性味】味苦,性平。
【功效】润肺止咳。

➲ 绶草 *Spiranthes sinensis* (Pers.)Ames
【别名】盘龙参、扭扭兰。
【中药名】绶草。
【蒙药名】敖朗黑伯。
【生态环境及分布】生于山坡林下、灌丛下、草地或河滩沼泽草甸、时令性湿地中。产于全中国各省区,俄罗斯(西伯利亚)、蒙古国、朝鲜半岛、日本、阿富汗、克什米尔地区至不丹、印度、缅甸、越南、泰国、菲律宾、马来西亚和澳大利亚也有分布。
【药用部位】块根或全草入药。
【性味】味甘,性淡。
【功效】块根或全草入药,能补脾润肺、清热凉血。主治病后体虚、神经衰弱、咳嗽吐血、咽喉肿痛、小儿夏季热糖尿病和白带。外用治毒蛇咬伤。

➲ 小花蜻蜓兰 *Tulotis ussuriensis* (Reg. et Maack) H. Hara
【别名】半春莲、小蜻蜓兰和蜻蜓兰等

【中药名】半春莲。

【蒙药名】宝乐楚-查合日麻。

【生态环境及分布】生长于海拔 400～2 800 m 的山坡林下、林缘或沟边。分布于吉林、河北、陕西、江苏、安徽、浙江、江西、福建、河南、湖北、湖南、四川以及广西东北部(资源)。朝鲜半岛、俄罗斯远东乌苏里和日本也有分布。

【药用部位】根或全草入药。

【性味】味辛、苦,性凉。

【功效】根入药,能解毒、消肿。用于鹅口疮。外用于痈疖肿毒、跌打损伤。全草入药,补肾壮阳。用于肾虚、身体虚弱和咳嗽气喘。

下篇　科尔沁沙地具有开发潜力的
蒙中药植物资源

第四章　菊科植物资源的开发利用

第一节　蒲 公 英

　　蒲公英多生长在山坡、路旁、沟边、宅旁或荒地。科尔沁全境皆有分布,储量非常大。全草可入药,具有清热解毒、消肿散结功能。研究表明,蒲公英具有良好的广谱抗菌、抗自由基作用,同时具有抗病毒、抗感染、抗肿瘤作用,还有养阴凉血、舒筋固齿、通乳益精、利胆保肝和增强免疫力等功效。蒲公英植物体中含有蒲公英醇、蒲公英素、胆碱、有机酸、菊糖、蛋白质、脂肪、碳水化合物、微量元素及维生素等多种健康营养成分,有丰富的营养价值,在科尔沁当地是很好的食用野菜,同时有改善湿疹、舒缓皮肤炎,去除雀斑的功效,是美容保健品的原料。近几年,科尔沁地区利用蒲公英具有耐盐碱的特性,在盐碱地进行种植,用以改良盐碱地,取得了一举两得的效果。

第二节　艾 蒿

　　艾蒿即艾草,艾草生长在路旁荒野、草地,其适应性强。科尔沁全境都有分布,以库伦旗、扎鲁特旗、奈曼旗和科左后旗储量最大,艾蒿以叶入药,性温,味苦,无毒,纯阳之性,具回阳、理气血、逐湿寒和止血安胎等功效,亦常用于针灸。故又被称为"医草",艾草有调经止血、安胎止崩、散寒除湿之效,具有抗菌及抗病毒作用;平喘、镇咳及祛痰作用;止血及抗凝血作用;镇静及抗过敏作用;护肝利胆作用等。艾草的嫩叶可食用,制作"艾叶茶""艾叶汤""艾叶粥"等食品,以增强人体对疾病的抵抗能力。艾草具有一种特殊的香味,这种特殊的香味具有驱蚊虫的功效;

艾草还可做天然植物染料使用。

第三节 青 蒿

青蒿多生长在山坡、路边、林缘或杂草丛中。药用其地上部分,具有清热、解暑、除蒸、化湿等功效,还有免疫调节作用。青蒿中的青蒿素对疟原虫有直接杀灭作用,是治疗疟疾的特效药。目前,国内和国际上已经掀起了研究青蒿、青蒿素及青蒿素衍生物的热潮。

第四节 苦苣荬

苦苣荬生长在草地,科尔沁全境都有分布,储量极大。全草入药,性寒,味苦,无毒,有消炎解毒的作用。可防治癌症、利胆保肝、有降血压作用;外用可治疗疖肿。由于苦苣荬中的铁元素含量高,可预防贫血和促进儿童生长发育。苦苣荬中含"苦苣荬精"、树脂、大量维生素 C 以及各种类黄酮成分。嫩茎叶可作蔬菜食用,有助于促进人体内抗体的合成,长期食用能提高人体免疫力,预防疾病,促进大脑机能。目前,国外已开发出多种苦苣荬保健食品,其中包括苦苣荬饮料、苦苣荬营养饼干、苦苣荬色拉酱等。目前,科尔沁当地尤以苦苣荬饮料的研发最为热门。苦苣荬的茎叶还是一种良好的青绿饲料。

第五节 紫 菀

紫菀是菊科多年生草本,耐寒性较强,生长在阴坡、草地和河边。科尔沁全境都有分布,以开鲁县、科左中旗储量最大,全草入药,具有润肺下气、化痰止咳的功效。还具有抗菌和抗癌的作用。紫菀开浅蓝色小花,开花不断,适用于草坪边缘作地被植物,可做夏秋花园中的点缀,也可切下花枝作瓶插配花用,是园林绿化的珍贵资源。近几年,紫菀已成为科尔沁地区主要园林绿化植物品种之一。

第六节 苍 耳

果实和茎叶可入药,味甘、微苦、性温,有小毒。具有散风湿,通鼻窍,解毒、消炎杀虫功效。种子可榨油,可制油漆,也可作香料、油墨、肥皂、油毡的原料,又可制硬化油及润滑油;果实苍耳子可做猪的精饲料。茎皮制成的纤维可以作麻袋、麻绳。苍耳的用途广泛,随着生物农药的发展,苍耳还可制杀虫剂,综合价值很高。

第五章　唇形科植物资源的开发利用

第一节　黄　芩

黄芩蒙药名为"洪钦"，也是常用中药，具有清热燥湿、泻火解毒、止血、安胎功效，可用于湿温、胸闷呕恶、泻痢、黄疸、肺热咳嗽、痈肿疮毒、胎动不安症的治疗，在临床上应用非常广泛，用量大，属大宗药材。除了药用功能，黄芩还具有花色丰富、花期长、适应性强、观赏价值高等诸多优点，是优良的地被保健类花卉，使得它在园林绿化中也有广阔的应用前景。

第二节　香　青　兰

香青兰蒙药名为"昂凯鲁莫勒-比日阳古"，是我国少数民族常用药用植物，在蒙古族和维吾尔族医药中都有悠远的使用历史。香青兰味辛、苦，性凉，以全草入药。蒙医认为香青兰具泻肝火、清胃热、止血、愈伤、燥"协日乌素"作用，可用于黄疸，肝胃热，胃疼挛，食物中毒，胃出血，游痛症，"巴木"病。现代医学表明，香青兰还具有抗菌、抗流感病毒等作用。香青兰全草含挥发油，经蒸馏得到的精油具有清爽的甜香气，宜调配食用和日用香精，工业上可用作制作香料的原料，可以制成香青兰香烟、茶、保健饮料、糖果和化妆品等，极具开发前景。

第三节　益母草

益母草蒙药名为"都日柏乐吉-额布斯"，性味辛、苦，微寒，归心、肝经。具有活血、祛痕、调经、消水、清热解毒的功效。临床上用于月经不调、产后癣痛、心血管疾病、血液病等治疗。近年来，随着对其研究的深入，进一步扩展了益母草的药用及美容保健价值。现代医学研究表明，益母草所含的铜、锰、硒等多种微量元素，在抗衰防癌、养颜美容、延年益寿上具有显著的功效。益母草所含的益母草碱、水苏碱、月桂酸及油酸等物质，能促进皮肤新陈代谢，使皮肤得到充分营养，变得洁白润泽，从而对皮肤起到良好的营养保健作用。此外，鲜嫩的益母草可用于做汤以及炒食等，具有丰富的营养价值。

第四节　紫　　苏

紫苏是我国的传统中药之一，蒙药应用也较多，蒙药名为"哈日-麻嘎吉"，味辛，性温，全草入药，在解表散寒、理气方面功效卓著，用于痰壅气逆、咳嗽气喘、肠燥便秘、风寒感冒、咳嗽呕恶、妊娠呕吐、蟹中毒。紫苏营养丰富，在食品中可以起到抗菌、着色、调味等功能。紫苏提取物抑菌谱较广，作为天然防腐剂安全性高，可用于食品的保鲜，可以代替化学合成的防腐剂应用于食品行业。紫苏籽油是高血压患者的推荐食用油，添加到儿童食品中可预防哮喘等疾病的发生，具有降血压、降血脂、耐缺氧、抗疲劳、调节人体免疫、延缓人体衰老的功效，并且药性温、效果好、不良反应少。紫苏精油具有延缓衰老的作用，被誉为"液体黄金"，目前已经用于保健品生产。紫苏叶色有纯紫、紫绿双色及绿色，并有皱叶性状，易于栽培，叶色持续时间长，整个生育期内均可观赏，因此，将紫苏作为园林绿化花卉及盆景使用，具有较高的景观价值。总之，紫苏在医药、食品、油料及景观方面具有重要的应用价值。

第五节　百里香

　　百里香蒙药名为"乌努日图-额布斯"，全草入药，具有温中散寒、驱风止痛、提神醒脑、杀菌消炎、助消化、提高免疫力等功效，被称为天然"抗生素"，能够用于多种临床疾病的治疗。我国自古就将百里香作为一种香料蔬菜直接食用，其鲜叶、嫩茎与其他香料混合，作为调料用于食物烹饪，百里香还可以作为原料进一步加工成各种营养价值丰富的食品。我国农村采摘百里香嫩茎晒干后单独用作茶饮，另外，还有杀菌、防虫作用，防腐和抗氧化作用明显，广泛应用于食品保存。百里香还是一种重要的蜜源植物，为蜜蜂最爱采集的优良花种，具有流蜜期长、蜜汁极佳和出蜜量高等特点。百里香适应性极强，其植株低矮，匍匐生长，花色艳丽，花香淡雅，可用于插花材料、盆景栽培观赏，还可作为水土保持植物大面积种植，在生态演替中发挥着重要的功能。百里香作为一种全球著名香辛料植物，在现代日化工业中也有广泛的应用，如添加于卫生用品漱口水、牙膏中具有杀菌抗炎作用，添加于洗涤剂、香皂、香水、洗发膏、化妆品中可抗皮肤衰老、改善肤质发质，有很好的美容养颜功效。综上所述，百里香是一种颇具开发价值的多用途的野生植物资源，在食品、化工、医药、生态保持等方面都具有非常重要的开发价值。

第六节　裂叶荆芥

　　裂叶荆芥蒙药名为"哈日-吉如各巴"，以全草或花穗入药，其性微温，味辛，具有解表散风、透疹的作用，可用于感冒、头痛、麻疹、风疹和疮疡初起，炒炭后可用于消炎、止血等，其芥穗芳香气烈，祛风发汗作用尤佳。现代研究表明，荆芥具有抗炎、抗病毒、抑菌、解热镇痛和一定的抗肿瘤作用。荆芥还可食用，如今通常以荆芥嫩茎叶作菜，辛香鲜美，别具风味，亦可作凉拌佐料，堪称上品。荆芥有浓郁的香气，能趋避蝇蚁，具有驱虫灭菌功效。因此，荆芥可在药品、化妆品、食品等方面进一步开发利用。

第六章　毛茛科植物资源的开发利用

第一节　金莲花

金莲花为毛茛科金莲花属多年生草本植物,别名旱地莲、金疙瘩、金梅草、旱金莲、金芙蓉等,蒙药名为阿拉坦花,是一种应用历史悠久的传统蒙药,具有极高的药用价值。以干燥花朵入药,有清热解毒、抗菌消炎作用。治疗急、慢性扁桃体炎、急性中耳炎、急性鼓膜炎、急性结膜炎等症都有较好疗效。现代药理学研究表明,金莲花还具有抗氧化、抗病毒、抗肿瘤等作用,并在 2003 年被选为预防严重急性呼吸综合征(SARS)疾病中的复方处方药物之一。金莲花植株秀丽、花色金黄,作为野生花卉具有观赏价值高,适应性强,病虫害抗性强等优点,可作为地被植物用于园林绿化,除此之外,金莲花还广泛用于保健、美容等方面,具有较高的医药、经济和生态效益,应用前景非常广阔。

第二节　北乌头

中、蒙医常用北乌头 *Aconitum kusnezoffii* Rchb.的干燥块根,因此,习惯上把北乌头称为草乌。草乌是中药名,草乌也是一种常用蒙药材,蒙药名为泵阿,蒙医学认为泵阿(草乌)味辛,性温,效轻,有大毒,具有杀"粘"、止痛、燥"协日乌素"之功效,蒙医应用草乌治疗脑血管病,风湿类风湿及坐骨神经痛,偏头痛症,牛皮癣、湿疹,小儿癫痫,乳腺病,室性早搏等。中医强调草乌的辛热之性,善用其回阳救逆、补火助阳和散寒止痛之功效。中医应用草乌治疗癌症,久治难愈的正头风、头痛、风痰头痛,强直性脊柱炎,腰腿痛,关节疼痛。草乌药材资源丰富,临床应用广泛,具多方面的生理活性、被广泛应用于临床治疗中,具有较大的开发潜力和应用前景。

第三节 赤 芍

赤芍是毛茛科芍药 *Paeonia lactiflora* Pall.或川赤芍 *Paeonia veitchii* Lynch. 的干燥根,味苦,性微寒,归肝经。具有清热凉血、散瘀止痛之功效。主治瘀滞经闭、疝瘕积聚、腹痛胁痛、衄血血痢、肠风下血、目赤痈肿。赤芍蒙药名乌兰查那,蒙医临床上用于治疗淤血性疼痛、闭经、月经不调等症状。现代药理研究表明,赤芍具有多种药理功能,主要作用于心血管疾病,另外还具有抗肿瘤、抗内毒素等功效。随着中、西医药学研究的迅速发展,近年对赤芍的药用价值和适用范围的广阔性有了新的发现。赤芍的价值还体现在生态绿化方面,其花色粉红,鲜艳如牡丹,而且香气远溢,北方繁殖牡丹有用赤芍作为砧木的做法。是重要的美化、观赏植物。在庭院、厂区、社区、街道、公路两侧均可栽植。

第四节 北升麻

兴安升麻为毛茛科升麻,属多年生草本植物,俗称北升麻,地龙芽、苦老根、窟窿芽等,蒙药名布力叶-额布斯,布如木-萨瓦,根茎入药,具有升阳、发表、透疹、清热解毒作用,对于时役火毒、口疮、咽痛、头痛寒热、痈肿有很好的治疗作用。近年来对兴安升麻地上部分的研究也不断深入,证实对治疗子宫脱垂、妇女更年期综合征和骨质疏松等有一定的疗效。兴安升麻也可作为特种蔬菜食用,其嫩茎鲜嫩可食,口感好,风味独特,食用有清热去火之功效。

第五节 白头翁

白头翁是毛茛科白头翁属的多年生草本,别名老翁草、老冠花、奈何草等。蒙古名呼和-高乐贵,以根状茎入药,现代研究认为,白头翁具有抗菌、抗病毒、杀虫作用,除此之外,白头翁还有抗癌、杀精以及提高免疫力等作用。临床上主要应用于治疗胃肠道疾病、呼吸道疾病、泌尿系统疾病、妇科疾病,还可应用于兽医临床等。白头翁全株被毛,十分奇特,园林中可配植于林间隙地及灌木丛间,或以自然的方式栽植在花境中,因其花期早,植株矮小,是理想的地被植物品种,果期羽毛状花柱宿存,形如头状,极为别致。也可以用于花坛或盆栽欣赏。此外,由于白头翁对酸雨十分敏感,酸雨降临时,白头翁很快死亡,白头翁的这一特性,不仅使它常被用作检测环境污染程度的指示植物,而且也增加了它作为观赏花卉的价值。

第六节　翠　　雀

　　翠雀又名飞燕草,为毛茛科多年生草本植物,全草入药,性苦寒,有毒。有泻火止痛、杀虫之功效。用于风热牙痛、疥癣、哮喘等。蒙药名博日-其其格,清热止泻、愈伤。燥脓血,主治血、希日性腹泻,肠刺痛。翠雀花因其花色大多为蓝紫色或淡紫色,花型似蓝色飞燕落满枝头,因而得名"飞燕草",是珍贵的蓝色花卉资源,具有很高的观赏价值。耐寒、耐旱、耐瘠薄,对土壤、水肥要求不严,易管理。目前,翠雀应用于园林绿化之中,由于其花期较长,一些城市将其用于花坛、花境中,并广泛用于庭院绿化、盆栽观赏和切花生产。

拉丁学名索引

A

Abutilon theophrasti Medic ·· 苘麻

Acanthopanax sessilfliorus Seem. ······································· 短梗五加

Acer ginnala Maxim. ··· 茶条槭

Aconitum kusnezoffi Reichb. ·· 草乌头

Aconitum ambiguum Rchb. ·· 兴安乌头

Acorus calamus L. ··· 菖蒲

Actinostemma lobatum（Maxim.）Maxim. ····························· 盒子草

Adenophora tetraphylla（Thunb）Fisch. ······························· 轮叶沙参

Agrimonyia pilosa Ledeb. ·· 龙牙草

Agriophyllum squarrosum（L.）Moq. ···································· 沙蓬

Agropyron cristatum（L.）Gaertn. ··· 冰草

Agstache rugosa（Fisch.et Mey.）O.Ktze. ····························· 藿香

Ailanthus altissima（Mill.）Swingle in Journ. ······················ 臭椿

Aleuritopteris argentea（Gmél）Fée. ······································ 银粉背蕨

Aleuritopteris argentea（Gmél）Fée var. *obscura*（Christ）Ching. ······· 无银粉背蕨（变种）

Althaea rosea（Linn.）Cavan. ·· 蜀葵

Amaranthus retroflexus L. ·· 反枝苋

Amorpha fruticosa Linn. ··· 紫穗槐

Ampelopsis aconitifolia Bunge. ·· 乌头叶蛇葡萄

Ampelopsis aconitifolia Bunge var *glabra* Dielset Gilg ············· 掌裂草葡萄

Androsace fillformis Retz. ·· 东北点地梅

Androsace septentrionalis L. ·· 北点地梅

Androsace umbellata（Lour.）Merr. ······································· 点地梅

Anemarrhena asphodeloides Bunge. ·· 知母

Anemone dichotoma Linn. ·· 二歧银莲花

Angelica dahurica（Fisch.）Benth. ························· 兴安白芷

Anthriscusnemorosa（M.Bieb.）Spreng. ················ 刺果峨参

Apocynum venetum L. ·· 罗布麻

Aquilegia viridiflora Pall. ···································· 楼斗菜

Arabis pendula L. ··· 垂果南芥

Arctogeron gramineum（L.）DC. ···························· 沙菀

Arenaria serpyllifolia L. ······································ 蚤缀

Aristolochia contorta Bunge. ································ 北马兜铃

Artemisia apiacea Hance. ····································· 青蒿

Artemisia argyi Levl.et Vant. ······························ 艾蒿

Artemisia sacrorum Ledeb. ··································· 万年蒿

Asplenium incisum L. ·· 虎尾铁角蕨

Aster tataricus L. ··· 紫菀

Astragalus membranaceus（Fisch.）Bunge. ·············· 膜荚黄芪

Astragalus adsurgens Pall. ································· 斜茎黄耆

Astragalus complanatus R.ex Bge. ························ 扁茎黄芪

Athyrium brevifrons Nakai ··································· 短叶蹄盖蕨

Athyrium sinensc Rupr. ······································· 中华蹄盖蕨

Atractylodes chinensis（DC.）Koidz. ····················· 北苍术

B

Berberis amurensis Rupr. ····································· 黄芦木

Berberis sibirica Pall. ·· 西伯利亚小檗

Betula platyphlla Suk. ·· 白桦

Botrychium lunaria（L.）Sw. ································ 扇羽阴地蕨

Botrychium strictum Underw. ······························ 劲直阴地蕨

Bulbostylis barbata（Rottb.）C.Clarke. ··················· 球柱草

Buonymus bungeanus Maxim. ······························· 桃叶卫矛

Bupleurum chinense DC. ······································ 北柴胡

Bupleurum longiradiatum Turcz. ··························· 大叶柴胡

Bupleurum sibiricum Vest. ··································· 兴安柴胡

C

Euphorbia fischeriana Steud. ································· 狼毒大戟

Euphorbia humifusa Willd. ································· 地锦草

F

Forsythio mandshurica Uyeki ························· 东北连翘

Fraxinus rhynchophylla Hance ························· 花曲柳

G

Galium spurium L. ································· 拉拉藤

Gastrodia elata Bl. ································· 天麻

Gentiana dahurica Fisch. ························· 达乌里秦艽

Gentiana macrophylla Pall. ························· 秦艽

Gentianopsis barbata（Froel.）Ma. ························· 扁蕾

Geranium wilfordii Maxim. ························· 老鹳草

Girardinia suborbiculata C.J.Che. ························· 蝎子草

Glechoma longituba（Nakai）Kupr ························· 活血丹

Glycyrrhiza uralensis Fisch. ························· 甘草

Gymnadenia conopsea（L.）R.Br. ························· 手掌参

Gymnopteris bipinnata Christ var.*auriculata*（Franch.）Cing ········ 耳羽金毛裸蕨（变种）

H

Halenia corniculata（L.）Cornaz ························· 花锚

Hemiptelea davidii（Hance）Planch. ························· 刺榆

Heteropappus altaicus（Willd.）Novopokr. ························· 阿尔泰狗娃花

Hibiscus trionum L. ························· 野西瓜苗

Hippophae rhamnoides Linn. ························· 中国沙棘

Hippuris vulgaris L. ························· 杉叶藻

Humulus scandens（Lour.）Merr. ························· 葎草

Hyoscyamus niger L. ························· 天仙子

Hypericum longistylum Oliv. ························· 长柱金丝桃

Hypericum attenuatum Choisy. ························· 乌腺金丝桃

I

Impatiens balsamina L. ························· 凤仙花

Incarvillea sinensis Lam. ···································· 角蒿

Iris lactea Pall. var. *chinensis* (Fsch.) Koidz. ···································· 马蔺

Ixeris denticulata (Houtt.) Stebb. ···································· 苦荬菜

J

Juglans mandshurica Maxim. ···································· 核桃楸

Juncus castaneus Smith ···································· 栗花灯心草

K

Kochia scoparia (L.) Schrad. ···································· 地肤

Kummerowia striata (Thunb.) Schindl. ···································· 鸡眼草

L

Lagopsis supina (Steph. ex Willd) Ik.-Gal. ex Knorr. ···································· 夏至草

Lemna minor L. ···································· 浮萍

Leontopodium leontopodioides (Willd.) Beauv. ···································· 火绒草

Leonurus sibiricus L. ···································· 细叶益母草

Lepidium apetalum Willd. ···································· 独行菜

Lespedeza davurica (Laxm.) Schindl. ···································· 达乌里胡枝子

Lilium pumilum DC. ···································· 山丹

Limonium aureum (L.) Hill. ···································· 黄花补血草

Limonium bicolor (Bag.) Kuntze ···································· 二色补血草

Linaria vulgaris Hill subsp. *sinensis* (Debeaux) Hong ···································· 柳穿鱼

Linum stelleroides Planch. ···································· 野亚麻

Linum usitatissimum L. ···································· 亚麻

Lithospermum erythrorhizon Sieb. et Zucc. ···································· 紫草

Lomatogonium rotatum (L.) Fries ex Nym ···································· 肋柱花

Lonicera maackii (Rupr.) Maxim. ···································· 金银忍冬

Lycium chinensis Mill. ···································· 枸杞

Lycopus lucidus Turcz. ···································· 地笋

Lysimachia vulgaris Ledeb. ···································· 黄莲花

Lythrum salicaria L. ···································· 千屈菜

M

Malva sinensis Cavan ·· 锦葵

Malva verticillata var.*crispa* L. ························ 冬葵

Matteuccia struthiopteris（L.）Todaro ················· 荚果蕨

Menispermum dauricum DC. ····························· 蝙蝠葛

Metaplexis japonica（Thunb.）Makino ················ 萝藦

Monochoria vaginalis（Burm.f.）C.Presl. ············· 鸭舌草

Morus alba L. ··· 桑

Morus mongolica Schneid. ································· 蒙桑

N

Neottianthe cucullata（L.）Schltr. ··················· 二叶兜被兰

Notopterygium franchetii H. de Boissieu ············ 宽叶羌活

O

Oenanthe javanica（Blume）DC. ····················· 水芹

Ophioglossum thermale Kom. ··························· 狭叶瓶尔小草

Orobanche coerulescens Steph. ·························· 列当

Orostachys fimbriatus（Turcz.）Berger ················ 瓦松

Oxalis corniculata Linn. ·································· 酢浆草

Oxytropis myriophylla（Pall.）DC. ···················· 多叶棘豆

P

Paeonia lactiflora Pall. ···································· 芍药

Paris verticillata M.Bieb ··································· 北重楼

Parnassia palustris L. ······································ 梅花草

Patrinia scabiosaefolia Fisch.ex Trevir ··············· 败酱

Pennisetum alopecuroides（L.）Spreng. ·············· 狼尾草

Perilla frutescens（L.）Britt. ··························· 紫苏

Periploca sepium Bunge ··································· 杠柳

Peucedanum terebinthaceum（Fisch.）Fisch. ex Turcz. ············· 石防风

Phedimus aizoon（L.）'t Hart ··························· 土三七

Pteridium aquilinum (L.) Kuhn. ·· 蕨

Pugionium cornutum (L.) Gaertn. ·· 沙芥

Pulsatilla ambigua Turcz. ex Pritz. ··· 蒙古白头翁

Primula farinosa L. ·· 粉报春

Primula maximowiczii Regel. ·· 段报春

Pulsatilla chinensis (Bunge) Regel ·· 白头翁

Pyrola incarnata Fisch. ex DC. ·· 红花鹿蹄草

Pyrrosia petiolosa (Christ) Ching ·· 有柄石韦

Pyrus ussuriensis Maxim. ·· 秋子梨

Q

Quercus liaotungensis Koidz. ·· 辽东栎

Quercus mongolica Fisch ex Turez. ··· 蒙古栎

R

Ranunculus chinensis Bunge ··· 茴茴蒜

Ranunculus japonicus Thunb. ·· 毛茛

Ranunculus sceleratus L. ··· 石龙芮

Rhamnus davurica Pall. ··· 鼠李

Rhaponticum uniflorum (L.) DC. ·· 祁州漏芦

Rheum franzenbachii Munt. ·· 华北大黄

Rhododendron dauricum L. ··· 兴安杜鹃

Rosa davurica Pall. ··· 山刺玫

Rubia cordifolia L. ··· 茜草

Rubia sylvatica Nakai ··· 林茜草

Rubu sachliensis Lévl. ··· 库页悬钩子

Rumex acetosa L. ··· 酸模

S

Sabina chinensis (L.) Ant. ·· 圆柏

Sagittaria trifolia L. ··· 野慈姑

Salix cheilophila C.K. Schneid. var. Cheilophila ····························· 乌柳

Salix matsudana Koidz. ··· 旱柳

Thesium chinense Turczo. ·· 百蕊草

Thesium refeactum C.A. Mey. ·· 急折百蕊草

Thladiantha dubia Bunge. ·· 赤瓟

Thymus quinquecostatus var. *asiaticus*（Kitagawa）C.Y.Wu&Y.C.Huang ··· 亚洲百里香

Tilia amurensis Rupr. ·· 紫椴

Tilia mandshurica Rupr.et Maxim. ·· 糠椴

Tilia mongolica Maxim. ·· 蒙椴

Torilis japonica（Houtt.）DC. Prodr. ·· 破子草

Trapa japonica Flerow ··· 丘角菱

Tribulus terrestris L. ·· 蒺藜

Trigonella foenum-graecum L. ·· 葫芦巴

Trigonotis peduncularis（Trev.）Benth. ex Baker et Moore ················· 附地菜

Trollius chinensis Bunge ·· 金莲花

Tulotis ussuriensis（Reg. et Maack）H. Hara ······························· 小花蜻蜓兰

Typha angustifolia L. ·· 狭叶香蒲

U

Ulmus pumila L. ·· 家榆

Urtica angustifolia Fisch. ex Hornem. ·· 狭叶荨麻

Urtica laetevirens Maxim. ··· 宽叶荨麻

V

Vaccaria segetalis（Nerk）Garcke ·· 麦蓝菜

Valeriana altetnifolia Bunge. ··· 毛节缬草

Valeriana officinalis L. ·· 缬草

Veratrum nigrum L. ··· 藜芦

Veronicastrum sibiricum（L.）Pennell ··· 草本威灵仙

Viola acuminata Ledeb. ·· 鸡腿堇菜

Viola yedoensis Makino ·· 紫花地丁

Viscum coloratum（Kom.）Nakai ·· 槲寄生

W

Woodsia intermedia Tagawa ·· 中岩蕨

主要参考文献

［1］国家药典委员会.中华人民共和国药典一部［M］.北京：中国医药科技出版社，2015.

［2］中国药材公司.中国中药资源志要［M］.北京：科学出版社，1994.

［3］国家药典委员会.中华人民共和国卫生部药品标准［S］.藏药（第一册），1995.

［4］内蒙古自治区卫生厅.内蒙古蒙药材标准［S］.呼和浩特：内蒙古科技出版社，1987.

［5］《中国民族药志》编委会.中国民族药志［M］.第一卷.北京：人民卫生出版社，1984.

［6］《中国民族药志》编委会.中国民族药志［M］.第二卷.北京：人民卫生出版社，1990.

［7］《中国民族药志》编委会.中国民族药志［M］.第三卷.成都：四川民族出版社，2000.

［8］《中国民族药志》编委会.中国民族药志［M］.第四卷.成都：四川民族出版社，2007.

［9］柳白乙拉.蒙药正典［M］.北京：民族出版社，2006.